U0320525

银屑病
诊疗图谱

主　编　刘　荣　王雪玲
编　者（以姓氏汉语笔画为序）
刘　华　刘　斌　张丽芬
武贺庆　郭俊瑞　韩振涛

中国科学技术出版社
北　京

图书在版编目（CIP）数据

银屑病诊疗图谱 / 刘荣，王雪玲主编 . -- 北京： 中国科学技术出版社，2017.10（2024.6 重印）

ISBN 978-7-5046-7610-8

Ⅰ . ①银… Ⅱ . ①刘… ②王… Ⅲ . ①银屑病－诊疗－图谱
Ⅳ . ① R758.63-64

中国版本图书馆 CIP 数据核字（2017）第 187475 号

策划编辑　王久红　焦健姿
责任编辑　黄维佳　王久红
装帧设计　华图文轩
责任校对　龚利霞
责任印制　徐　飞

出　　版　中国科学技术出版社
发　　行　中国科学技术出版社有限公司
地　　址　北京市海淀区中关村南大街 16 号
邮　　编　100081
发行电话　010-62103130
传　　真　010-62179148
网　　址　http://www.cspbooks.com.cn

开　　本　889mm×1194mm　1/32
字　　数　41 千字
印　　张　3.25
版　　次　2017 年 10 月第 1 版
印　　次　2024 年 6 月第 2 次印刷
印　　刷　河北环京美印刷有限公司
书　　号　ISBN 978-7-5046-7610-8/R·2059
定　　价　42.00 元

主编简介

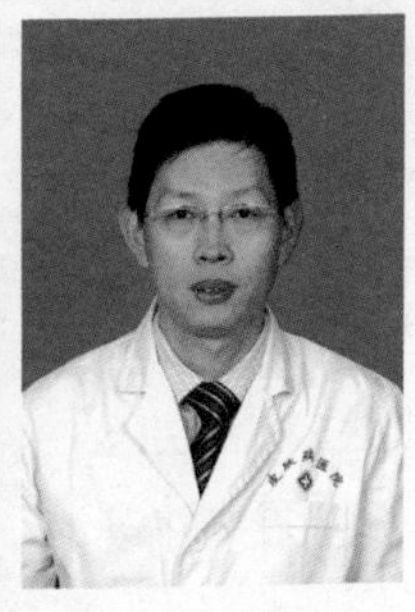

刘　荣

医学硕士，毕业于山东省医学科学院。从事皮肤病的临床诊疗与研究20余年。曾在山东省皮肤病医院工作5年，并在北京空军总医院、广东省中医院研修；多次参加国内皮肤病学术交流会议，发表专业论文20余篇，曾出版和参编《白癜风寻医问药手册》《老年皮肤病学》等著作。具有丰富的中西医结合治疗皮肤病临床经验，对于顽固性银屑病、白癜风、皮炎湿疹、痤疮、脱发、皮肤淀粉样变、生殖传播疾病及其他疑难皮肤病的治疗具有较深造诣。

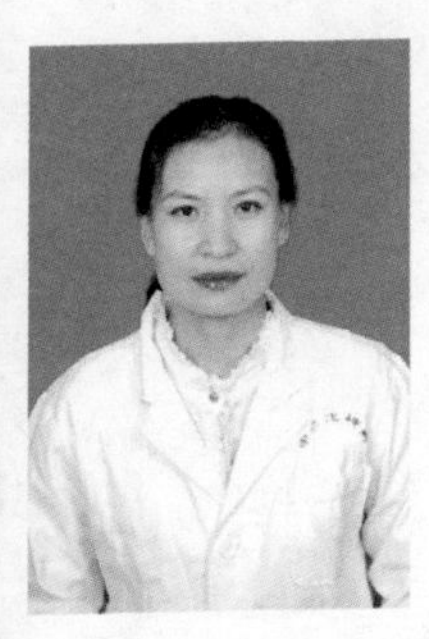

王雪玲

中国医师协会皮肤性病学分会会员。从事皮肤病性病临床诊疗15余年；曾在原北京军区总医院、山东省立医院等进修学习。皮肤病理诊断水平较高、临床经验丰富，除诊疗常见皮肤病外，擅长以中西医综合以及心理疏导治疗各种类型的银屑病，效果显著。近年来创立的“靶点治疗＋中医体质调理＋身心调整”治疗银屑病已受到众多患者的广泛认可，效果持久、复发率低，并减轻了患者经济负担。

内容提要

本书主编从事银屑病临床诊治及科研探索二十余年，具有丰富的临床诊疗经验。本书收录了主编十余年的银屑病诊疗资料，包括皮疹发生、发展及治疗好转、痊愈过程中的真实图片，并赋予高清彩色的形式，配以专业的病因、病理和鉴别诊断、中医及综合治疗等文字解析，图文并茂，一目了然。《银屑病诊疗图谱》全面展示了银屑病不同部位的皮疹表现、不同分型、分期的皮疹表现和治疗过程中皮疹的不同表现及银屑病患者的舌象表现等，其图片资料极其珍贵。本书适合皮肤科医师、皮肤病专业研究生、银屑病患者及其家属阅读参考。

前 言

本书中的银屑病图片皆来源于我们临床就诊的患者。正是这些患者朋友的坚持、理解、配合，我们才有幸得到如此多的、完整的临床照片。可以说，没有他们，就没有此书。同时，正是他们坚持中药治疗，不断给予我们探索本病中医治疗的信心，总结失败和成功的经验教训，不断继承发挥中医药治疗银屑病的优势，经过长达20年的临床观察，积累了4000余例银屑病患者的治疗经验，才最终汇集成册。因此，我们诚恳地说，本书的图片都是真实的，病例的治疗效果也是实事求是的。

银屑病是一种在遗传背景下、与免疫反应异常有关的、由多种环境因素激发的一种具有特征性红斑鳞屑的、常见的、慢性复发性、炎症性皮肤病。已有充分证据表明，银屑病的发生就像凑齐了的“同花顺”一样，是多个因素叠加在一起后发生的恶果。促使银屑病发作的，既有基因的因素（如基因偏差及表达的偏强与偏弱等），又有代谢问题（如饮食过盛、偏食挑食、膳食结构不合理），也有内分泌的紊乱，还有持续的压力、心理和个性的偏颇、情绪的异常，另外还包括过分疲劳、免疫失衡、体内慢性感染病灶等诸多因素。银屑病是由于上述原因的“内乱”

而诱发或导致反复发作，从这个道理上讲，银屑病只是一种身体内环境稳态失衡的一种表现。可惜的是，多数患者甚至临床医生都还没有认识到。读者愿意了解我们的诊疗思路的话，可以参考我们编写的《银屑病寻医问药手册》一书。

本书以彩色图片展示了银屑病的不同类型的皮疹表现，不同部位的银屑病表现，介绍了银屑病的分型、分期、鉴别诊断、银屑病患者的舌象、部分银屑病案例的治疗经过及对比照片等，书中的照片是我们从多年临床资料中精选出来的，而且主要是近 10 年的临床照片。这些图片真实且珍贵，翻阅起来如临诊治现场，一看就懂，一学便会。

医学是十分复杂的学科，建议非专业的读者在专业医师指导下进行治疗。希望各位专家学者和读者不吝指正，我们将十分感谢！

主　编

丁酉年丁未月

目录

目 录

一 银屑病不同部位的皮疹表现

1. 头面部的银屑病

见图1–1至图1–11。

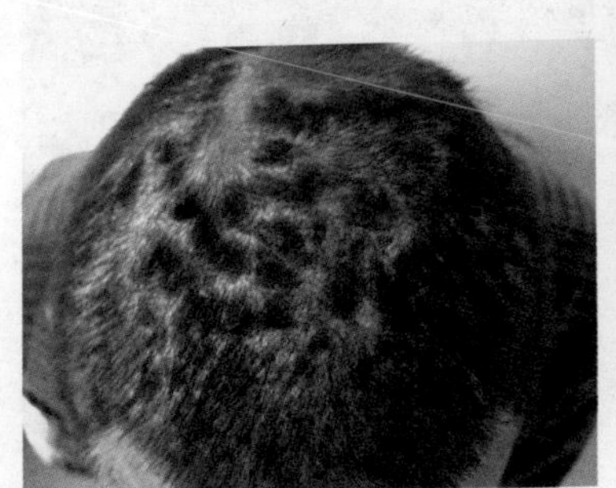

图 1–1 头皮银屑病，束状发是银屑病特征性表现之一

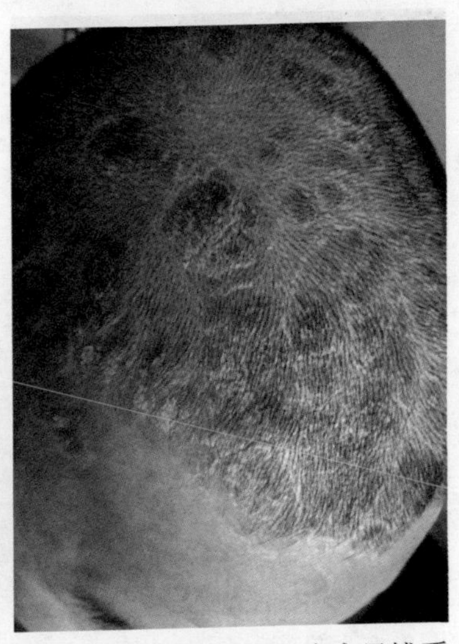

图 1–2 头皮银屑病，皮疹呈钱币状，不同程度的肥厚性斑块，上覆鳞屑

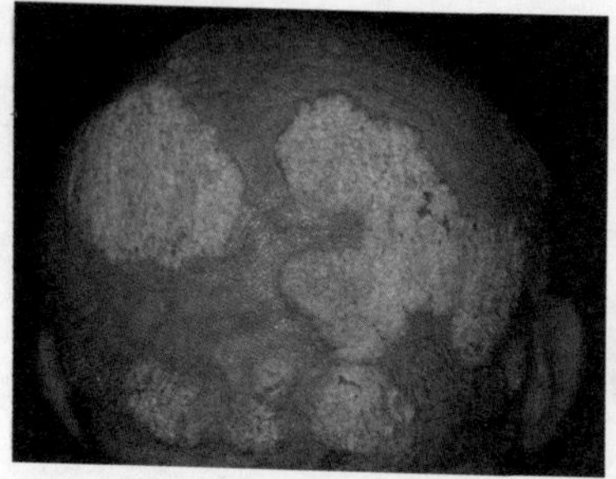

图 1-3　头皮银屑病，皮疹界限清楚是诊断要点之一

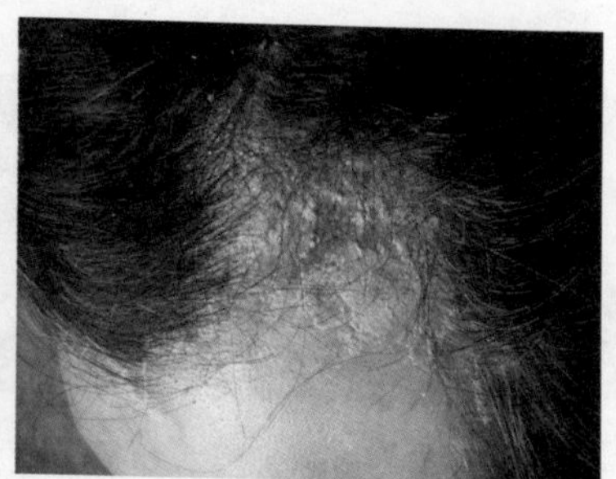

图 1-4　头皮银屑病皮损，每天大量的脱屑常令患者苦恼不堪

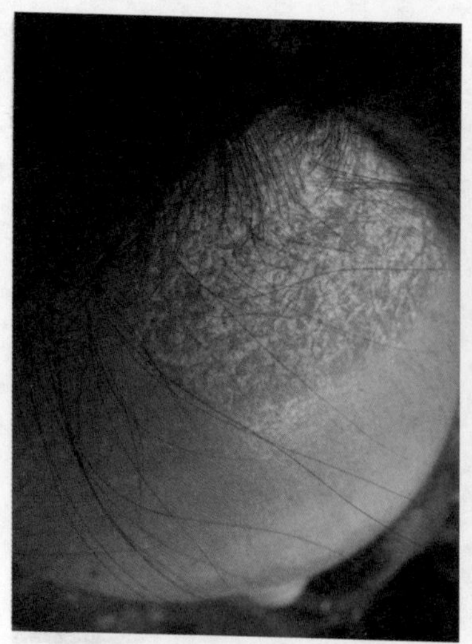

图 1-5　额部发际线处银屑病皮损，皮疹基底淡红或暗红，表面有云母状白色鳞屑，这是银屑病皮疹的特点

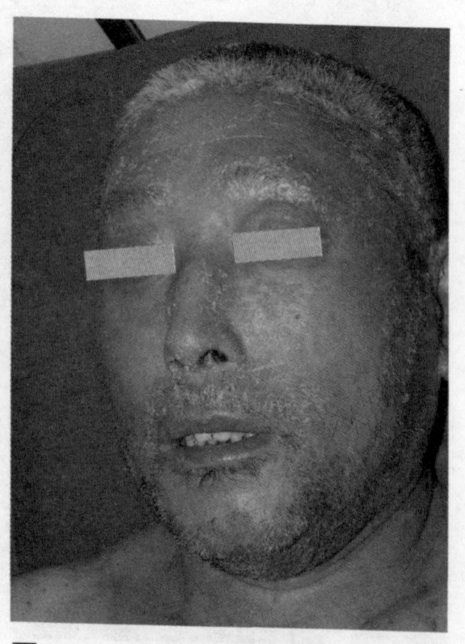

图 1-6　面部银屑病皮损，银屑病一般不累及面部，但病情较重或急性发作时也可以累及面部

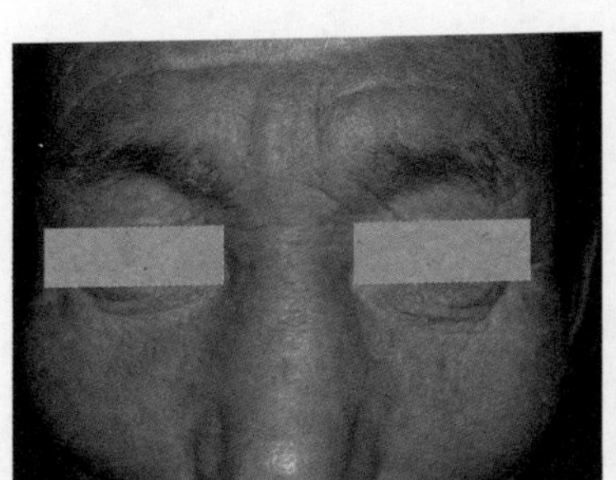

图 1-7 右侧眉毛部位的银屑病皮损，鼻两侧也有皮疹

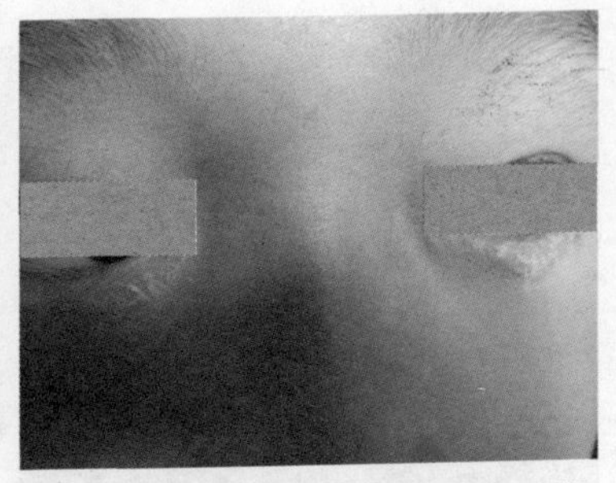

图 1-8 双下眼睑银屑病皮疹，临床并不多见

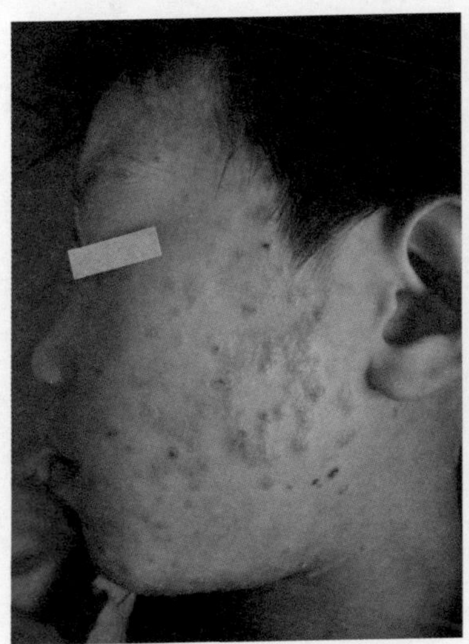

图 1-9 面部银屑病皮损，提示全身皮疹比较泛发，并可能处于进展期

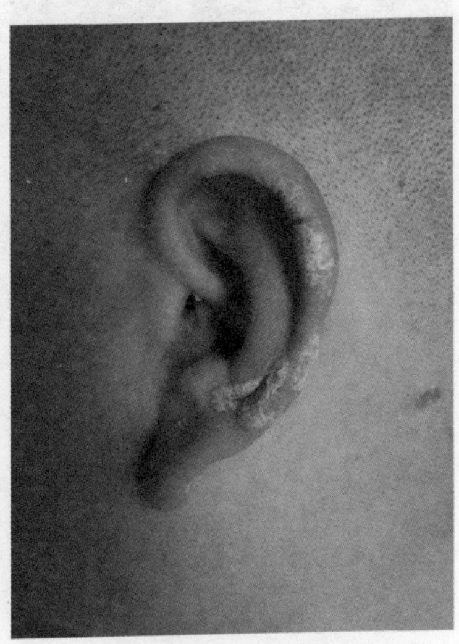

图 1-10 耳部银屑病皮损，头皮也可以见到零星的银屑病皮疹

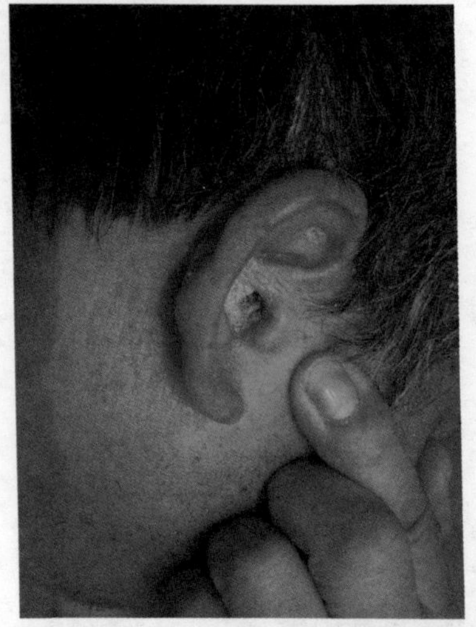

图 1-11 外耳道银屑病皮损，也是银屑病的好发部位

2. 躯干部位的银屑病

见图1–12至图1–23。

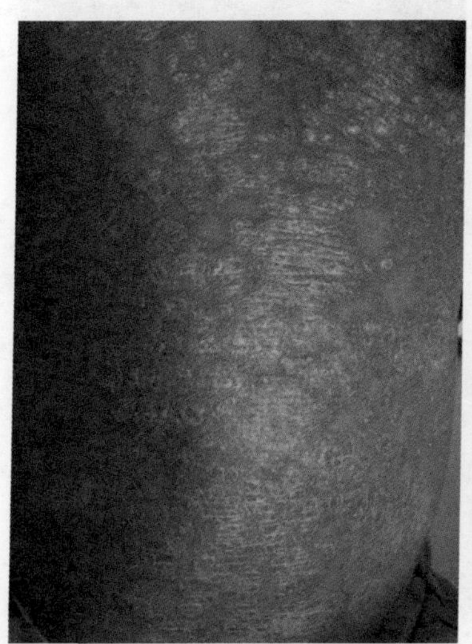

图 1–12 胸腹部银屑病皮损，皮疹呈红色斑块，表面鳞屑较多，并融合成大片

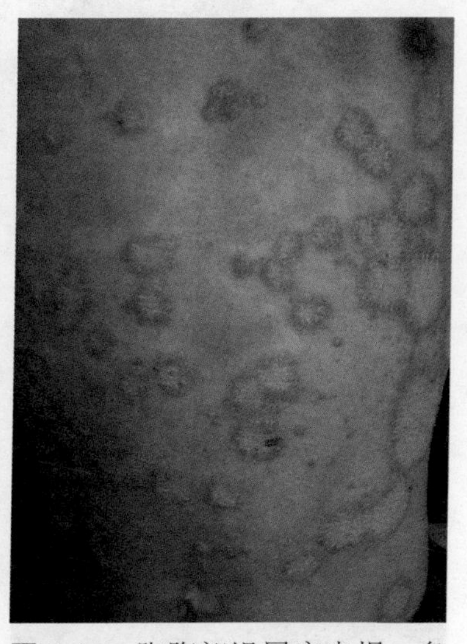

图 1–13 胸腹部银屑病皮损，多数皮疹开始消退，皮疹中央开始变薄变淡

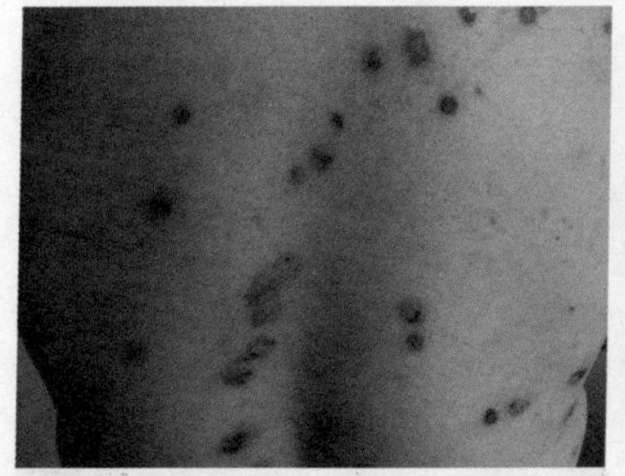

图 1–14 背部银屑病，痒剧、明显搔抓导致的结痂。

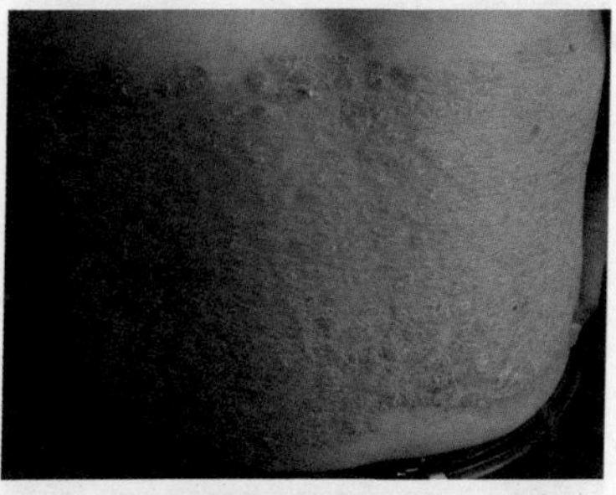

图 1–15 腹部银屑病，处于消退期皮疹，皮疹由红变暗、由厚变薄

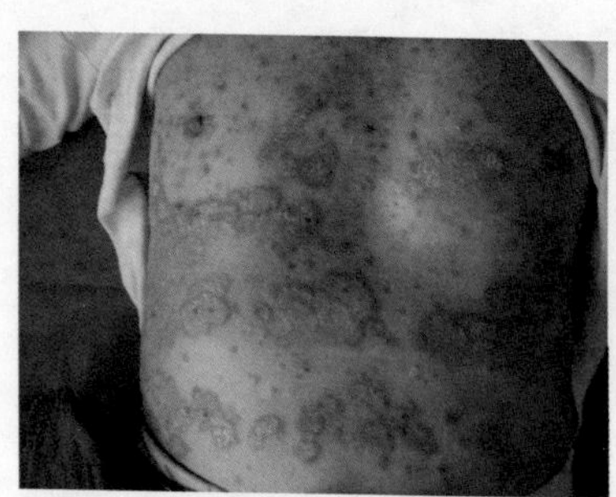

图 1-16 胸腹部银屑病皮损，表现为肥厚暗红色的斑块，可见同形反应

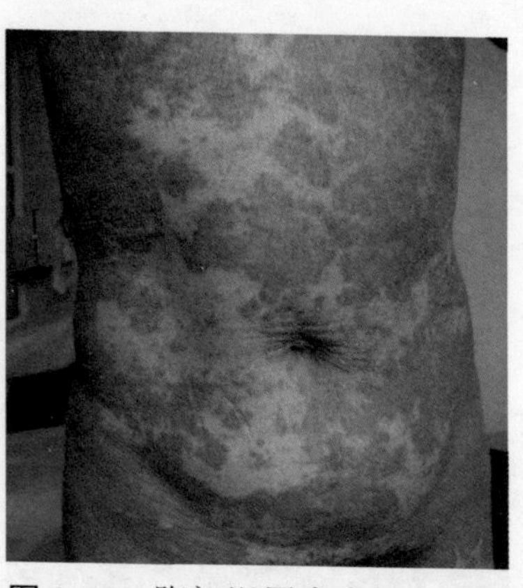

图 1-17 腹部银屑病皮损，面积较为广泛，呈大片的红斑，上覆鳞屑。龟头处也有累及

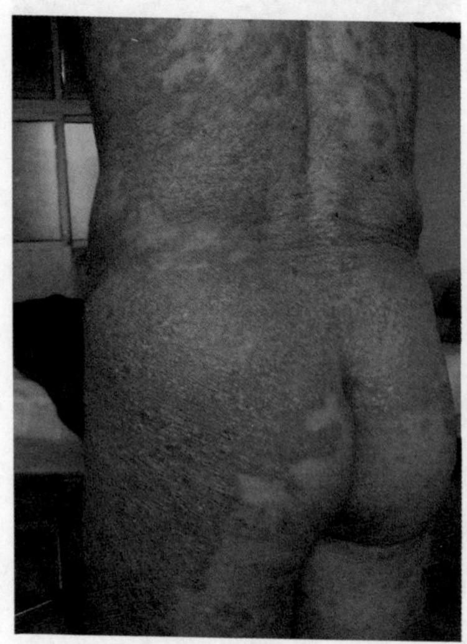

图 1-18 患者同**图** 1-17，显示患者腰部及臀部的银屑病皮疹，且融合成大片

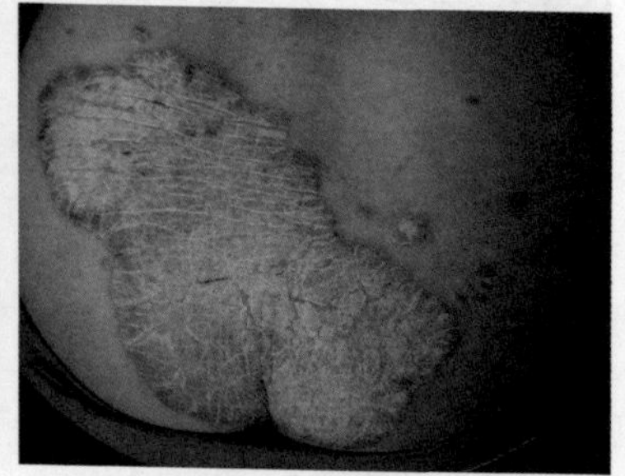

图 1-19 骶部银屑病，呈大斑块状。类似这样的皮损，大多病程长，治疗多抵抗

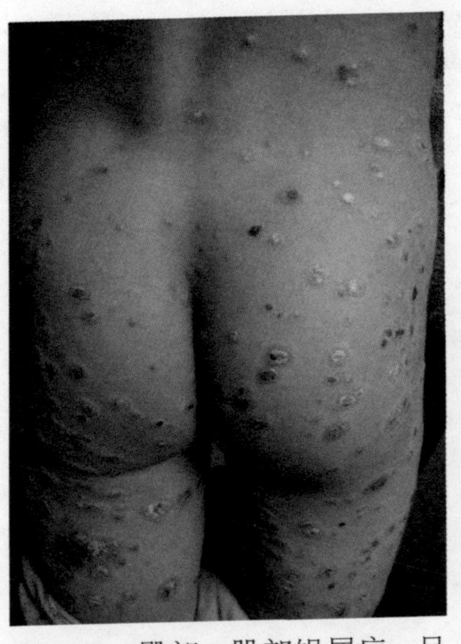

图 1-20 臀部、股部银屑病，呈小斑块状，基底鲜红

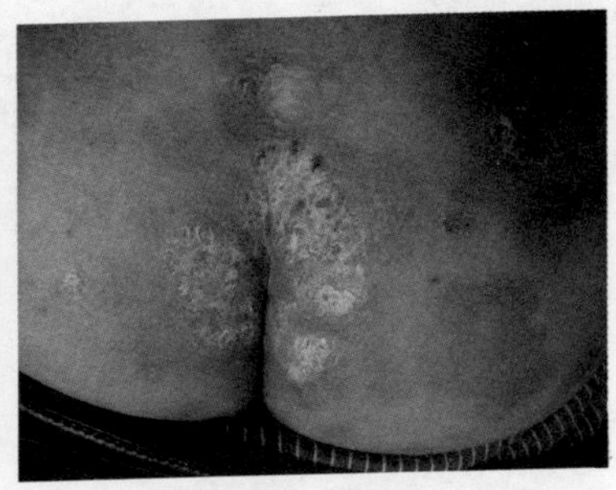

图 1-21 臀沟处银屑病，也是银屑病好发部位

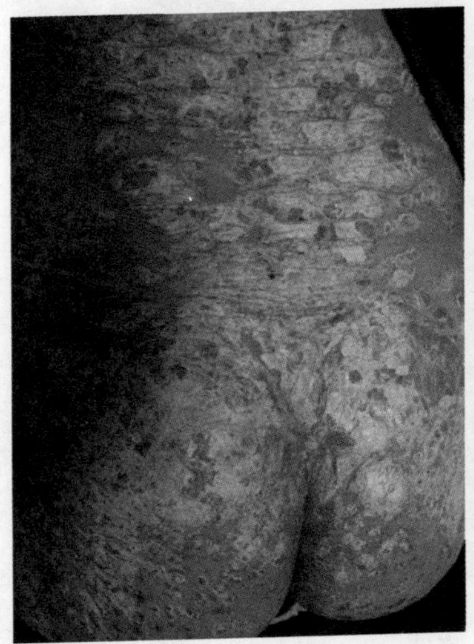

图 1-22 腰部、臀部银屑病皮损，周围仍有新发的红色丘疹

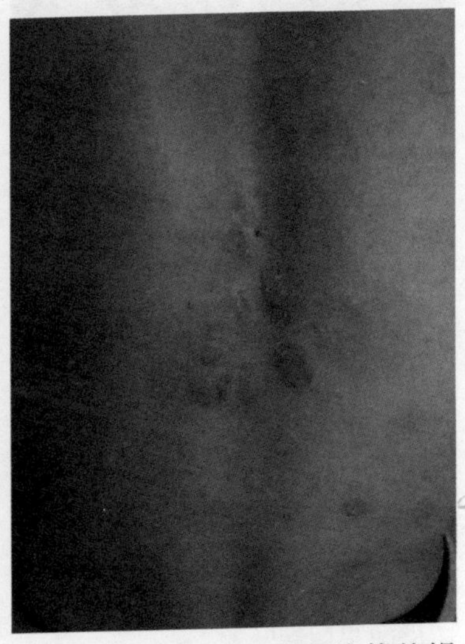

图 1-23 腰部正中央斑块状的银屑病皮损，也是消退较为缓慢的部位

3. 皱褶部位或外阴的银屑病

见图1–24至图1–29。

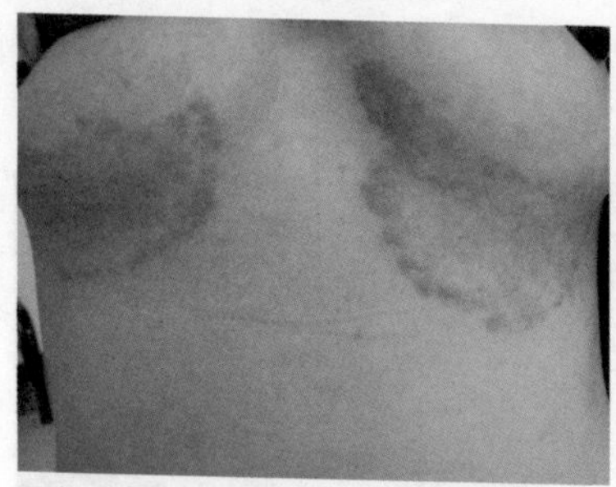

图1–24 乳房下银屑病皮损，呈界限清楚的环形红斑，鳞屑不多，与局部潮湿和摩擦有关

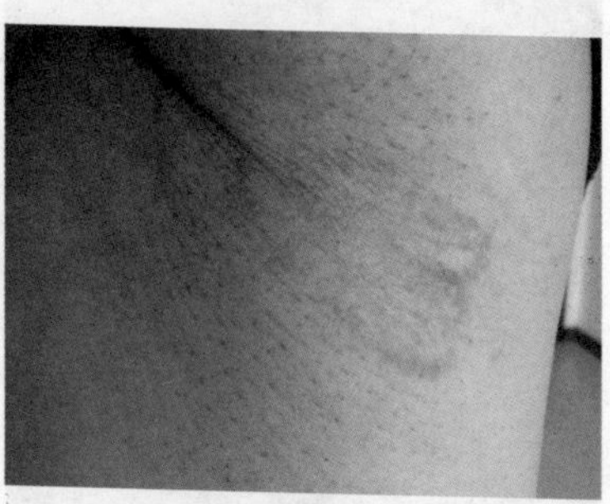

图1–25 腋窝银屑病皮损，呈红色斑片，鳞屑不多

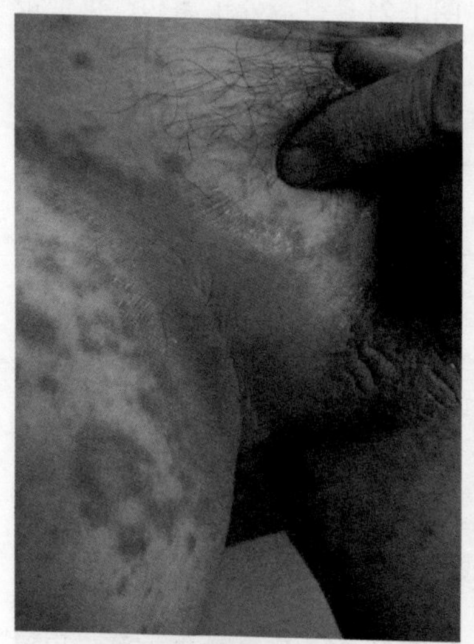

图1–26 腹股沟银屑病皮损，属于皱褶部位的皮疹，有人称之为"反向银屑病"

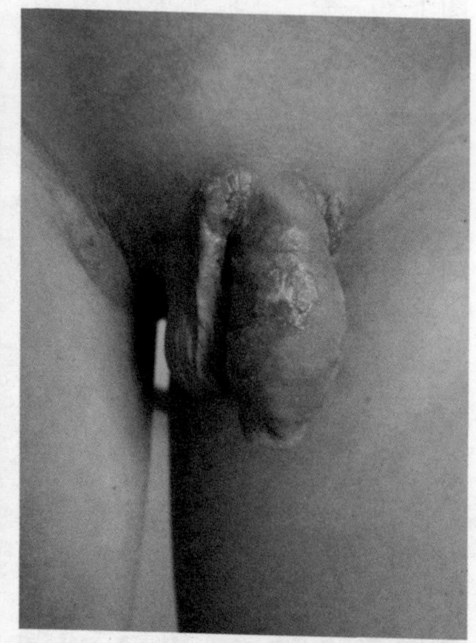

图1–27 儿童银屑病的外阴部位的皮损，表现为界限清楚的红斑鳞屑

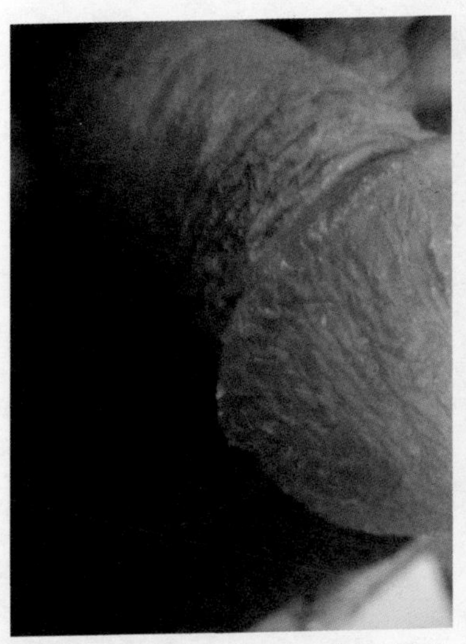

图 1-28 龟头银屑病皮损，仅仅表现为淡红色斑片，鳞屑很少，易误诊

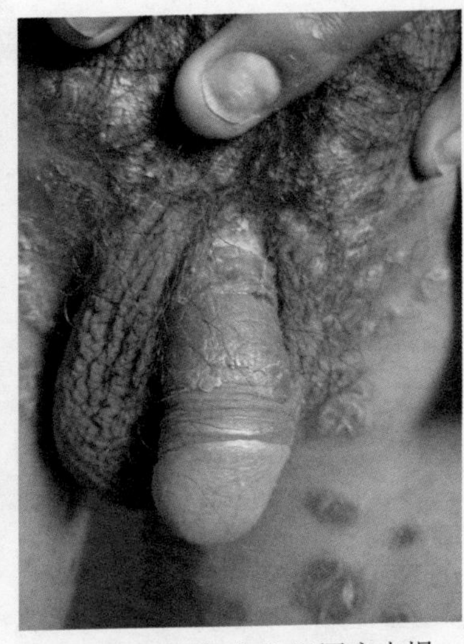

图1-29 外阴部位的银屑病皮损，需要与二期梅毒皮疹鉴别

4. 四肢银屑病

见图1-30至图1-44。

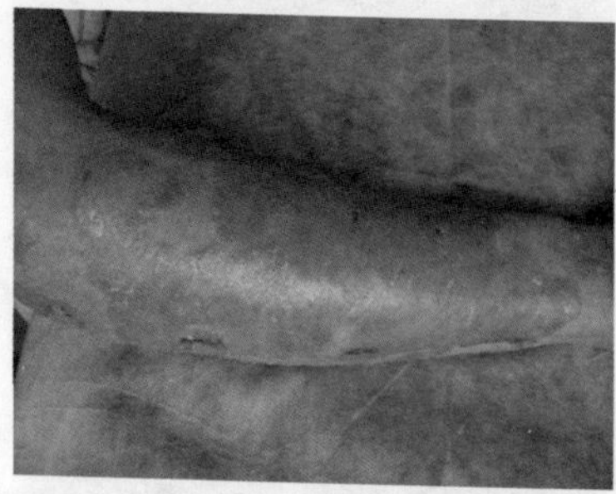

图 1-30 前臂银屑病损害，患者洗浴后的皮疹照片，所显示的鳞屑不多

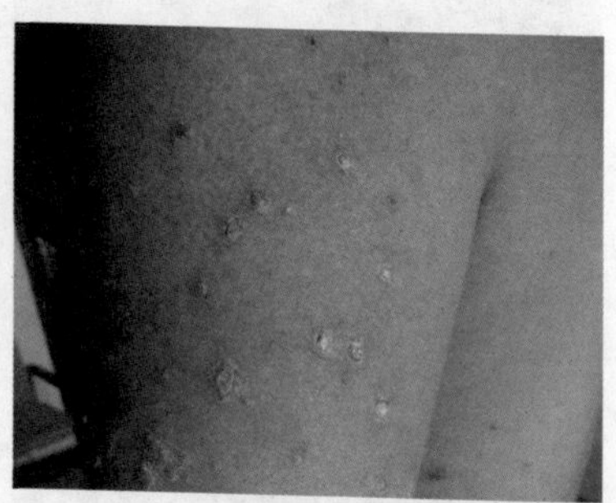

图 1-31 上臂伸侧银屑病损害，皮疹呈暗红色，大小不一

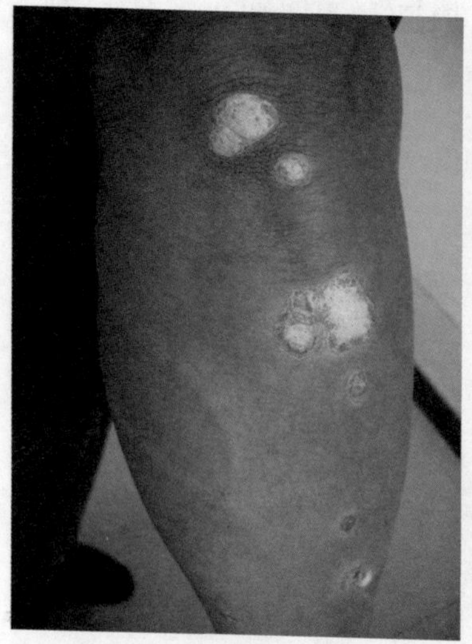

图 1-32 上肢伸侧银屑病皮损，呈小斑块状。该患者 15 年病史，皮疹仅仅局限于双肘部，面积不大，但经久不愈

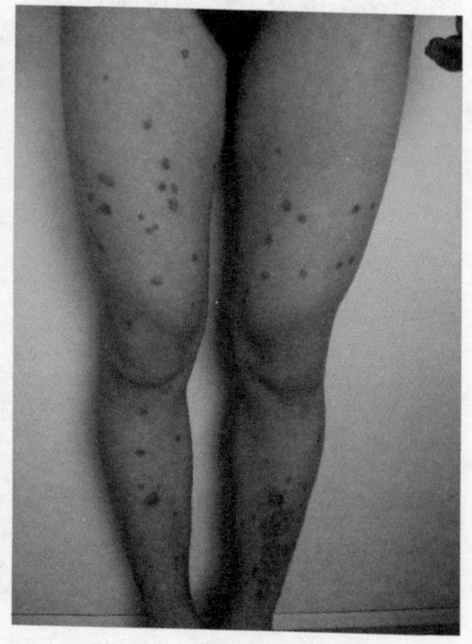

图 1-33 双下肢银屑病皮损，呈暗紫红色小斑块状

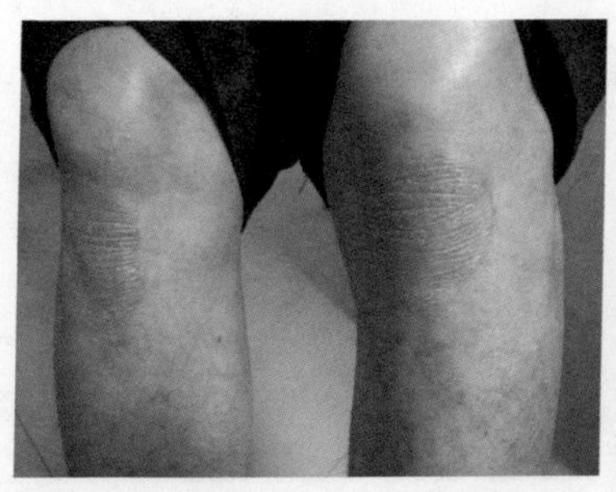

图 1-34 双膝关节下方的银屑病皮损，皮疹局限、处于静止期，往往对治疗反应不佳

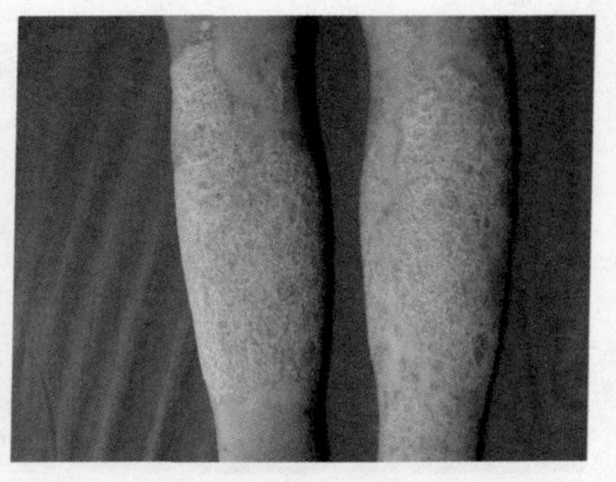

图 1-35 双小腿银屑病，皮疹对称，呈大斑块状，基底暗红，上覆较厚的污浊灰褐色鳞屑

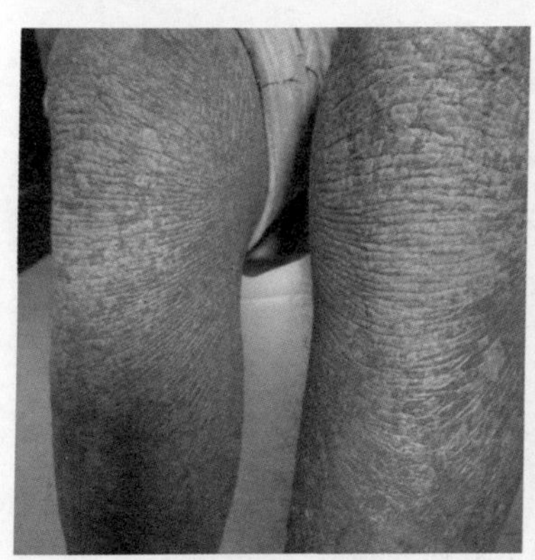

图 1-36 双小腿银屑病皮损，基底鲜红或暗红，表面鳞屑较多、易脱落

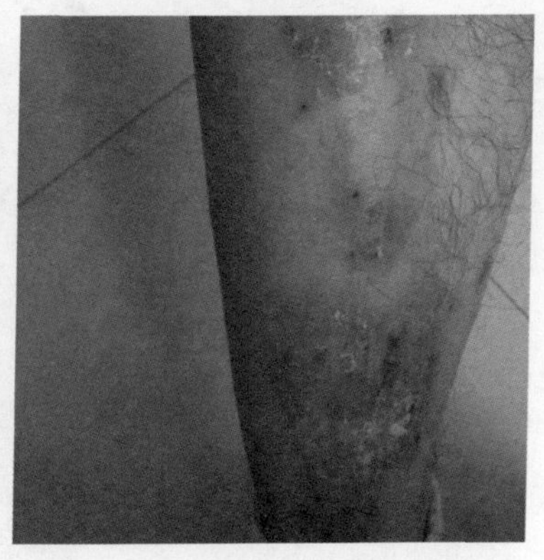

图 1-37 小腿胫前斑块状银屑病皮损，是好转较慢的部位

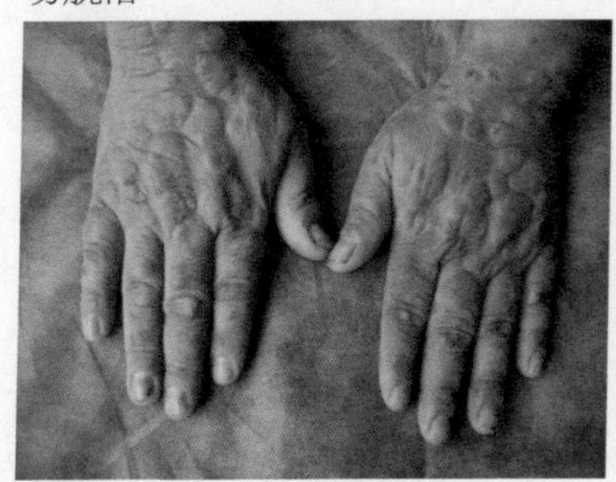

图 1-38 手背银屑病皮损，呈斑块状，浸润肥厚较明显，病史二十余年，经久不愈

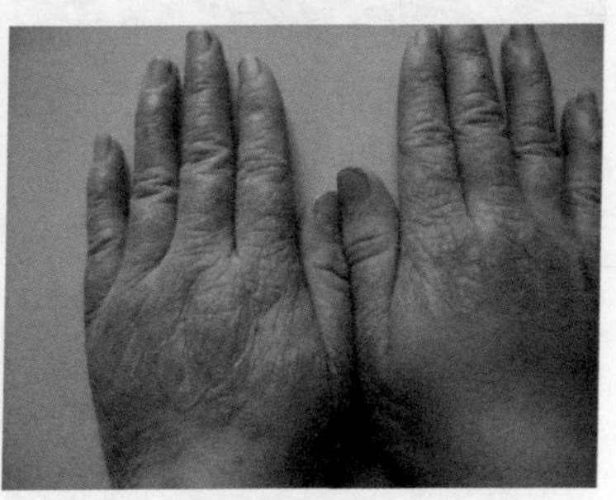

图 1-39 手背银屑病皮损，红斑鳞屑为主，个别有皲裂。有时易被误诊

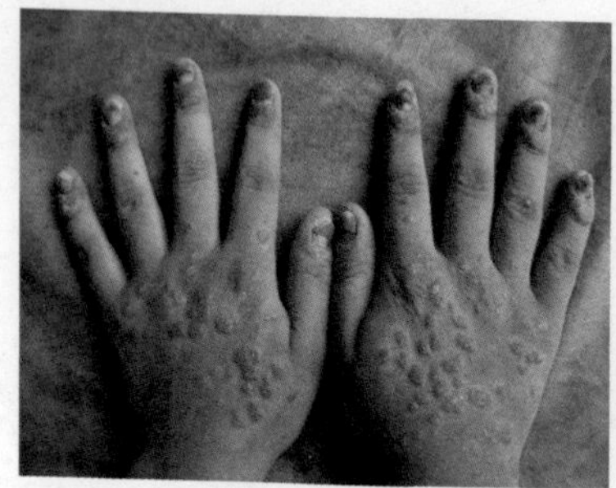

图 1-40　手背银屑病皮损，甲周皮肤皮损尤为突出

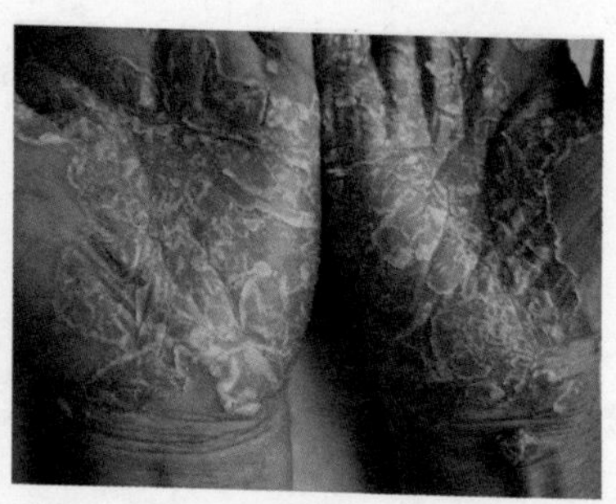

图 1-41　手掌银屑病，基底潮红，鳞屑多、局部皮肤干燥，易出现皲裂

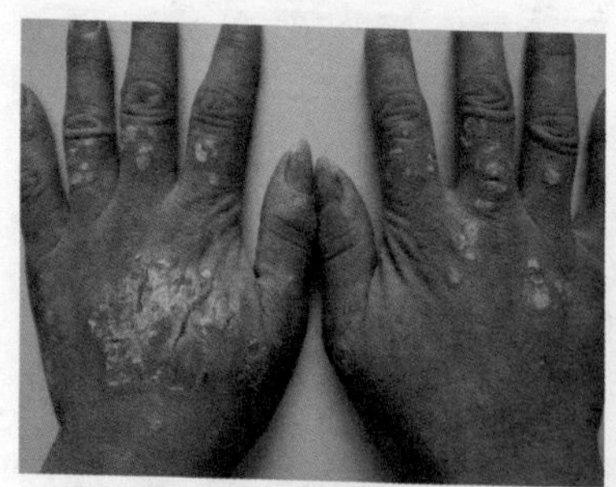

图 1-42　双手背银屑病皮损，部分有皲裂

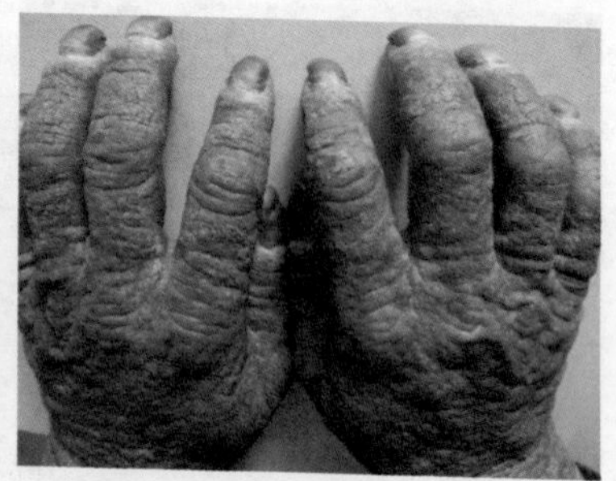

图 1-43　双手背银屑病皮损，皮疹表现角化过度、增厚、基底暗红、有较厚的鳞屑。指甲也有受累

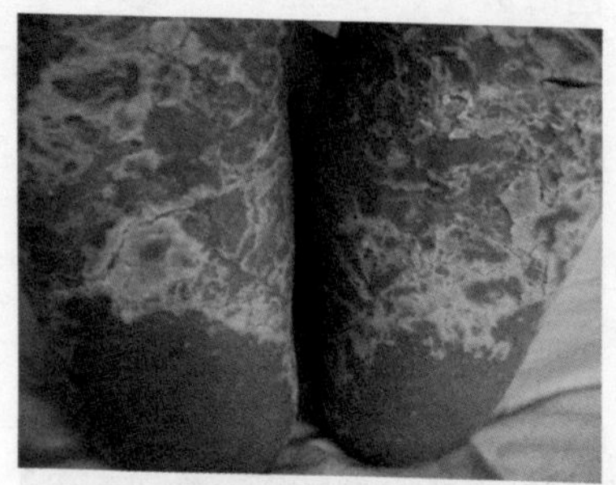

图 1-44　足底银屑病皮损，基底暗红，鳞屑呈云母状

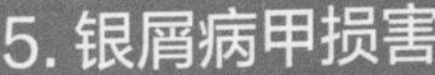

5. 银屑病甲损害

见图1-45至图1-52。

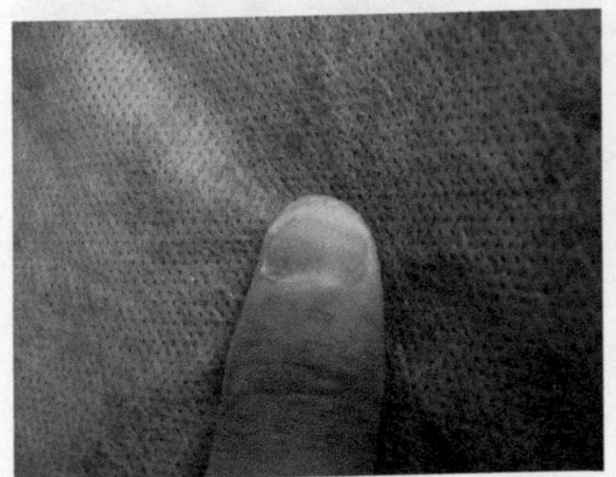

图 1-45 银屑病甲部皮损，呈顶针样凹陷

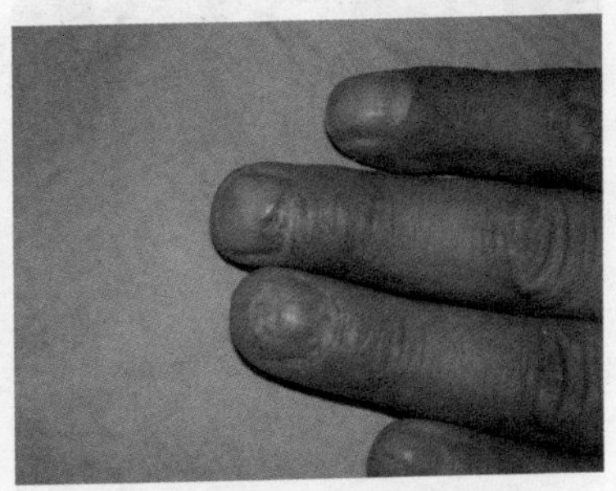

图 1-46 银屑病甲部皮损，部分甲板缺损，有不规则横沟

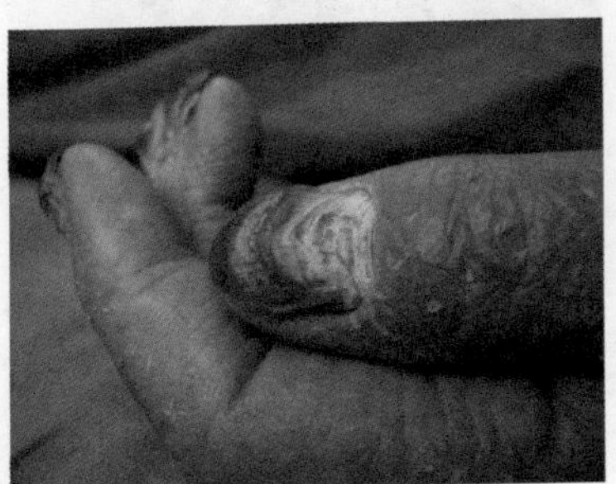

图 1-47 银屑病甲部皮损，甲板出现不规则横沟，病甲似乎要脱落

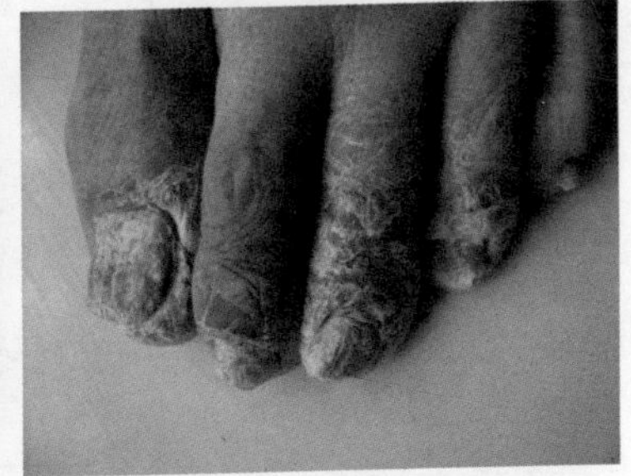

图 1-48 银屑病甲部皮损，甲板角化过度、色泽发黄、畸形，甲周有银屑病损害

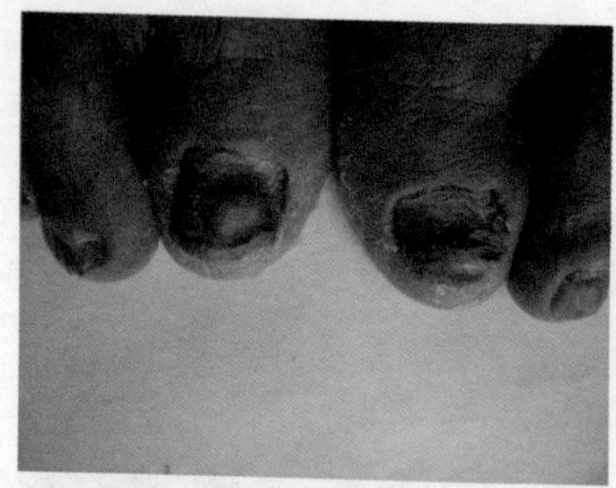

图 1-49 银屑病甲部皮损，甲板有横沟、畸形

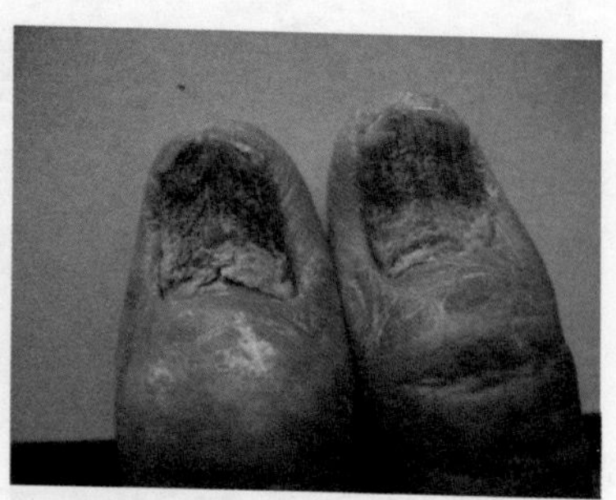

图 1-50 银屑病甲部皮损，甲残毁，甲周可见红斑鳞屑

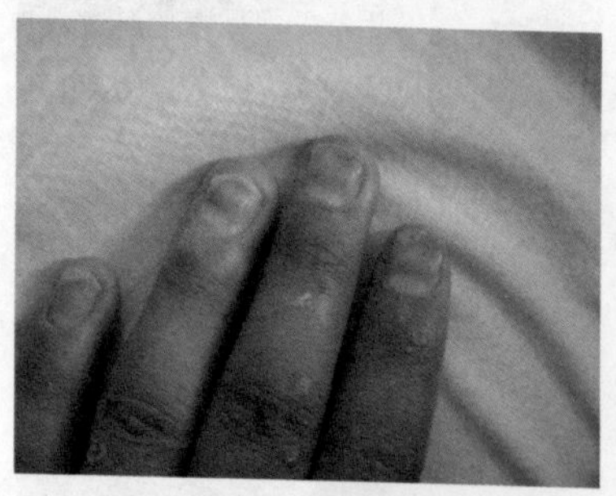

图 1-51 银屑病甲部皮损，甲下呈油滴状改变，指背有银屑病皮疹

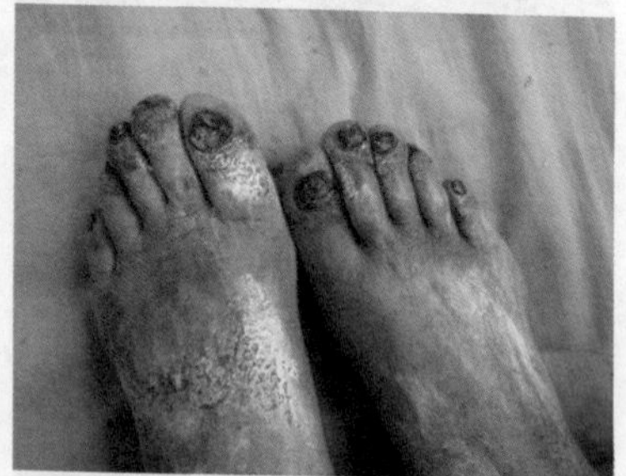

图 1-52 银屑病甲部皮损，已残毁。本患者反复发作已经二十余年

二 寻常型银屑病的皮疹表现

1. 点滴状银屑病

见图2–1至图2–4。

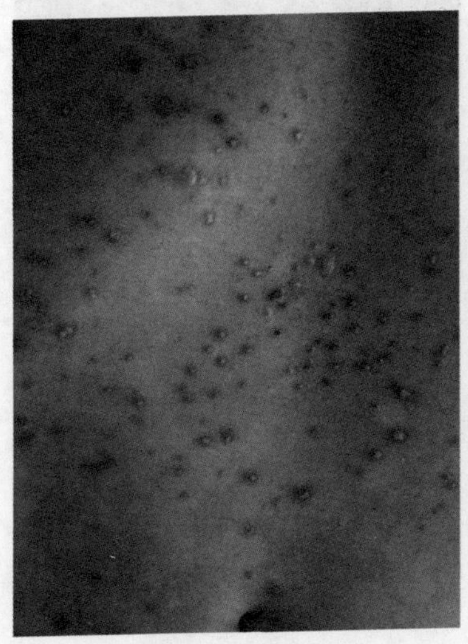

图2–1 点滴状银屑病皮损，呈红色丘疹，表面有鳞屑。早期易被误诊为病毒疹或药疹，本病发作常与上呼吸道感染有关

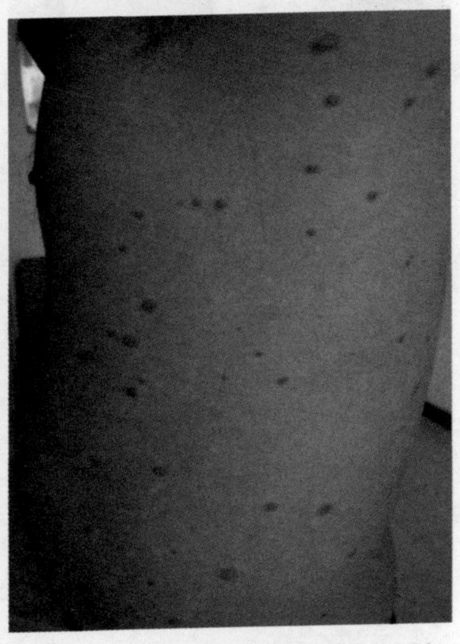

图2–2 点滴状银屑病皮损，呈红色小丘疹样，表面鳞屑尚不多

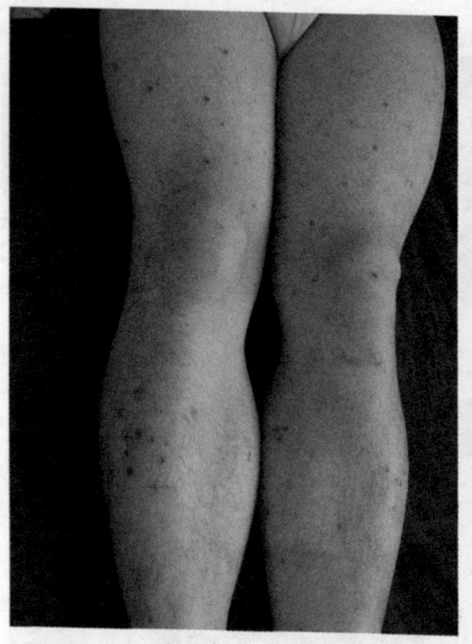

图 2-3　点滴状银屑病皮损，双下肢伸侧的部分红色小丘疹

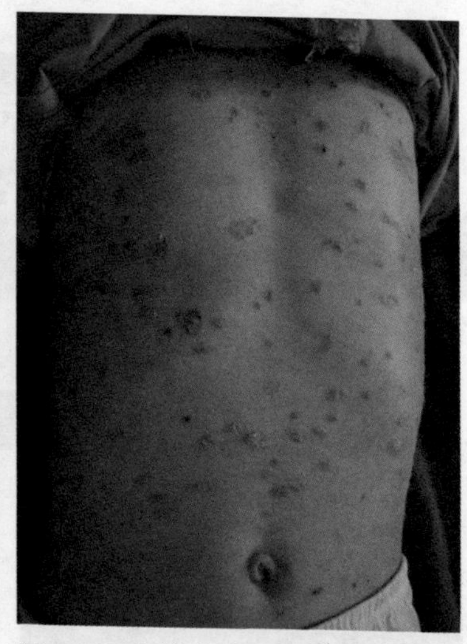

图 2-4　急性点滴状银屑病后期皮损，皮疹颜色开始变暗，个别皮疹发展成小斑块状。本患者发病与上呼吸道感染有关

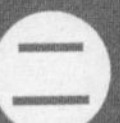

2. 小斑块状银屑病

见图2–5至图2–7。

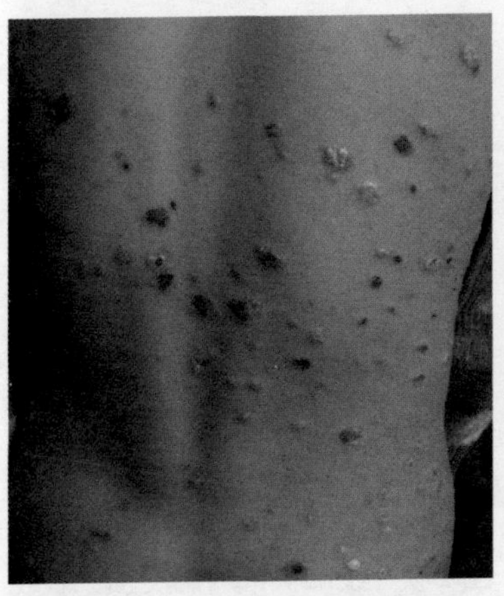

图 2–5 小斑块状银屑病皮损，颜色偏于鲜红。斑块基础上有银白色鳞屑

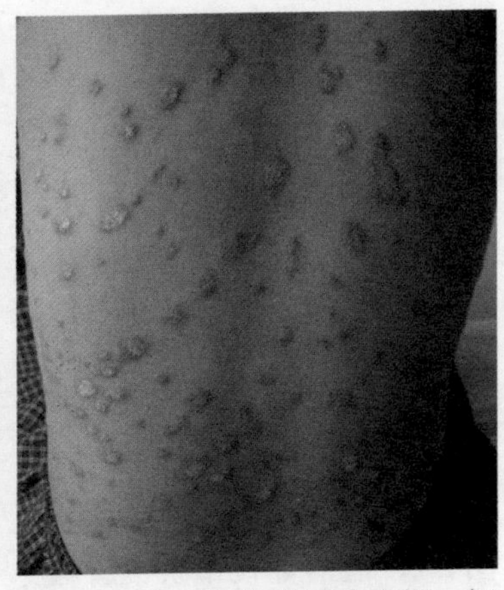

图 2–6 小斑块状银屑病皮损，颜色偏于淡红与鲜红之间

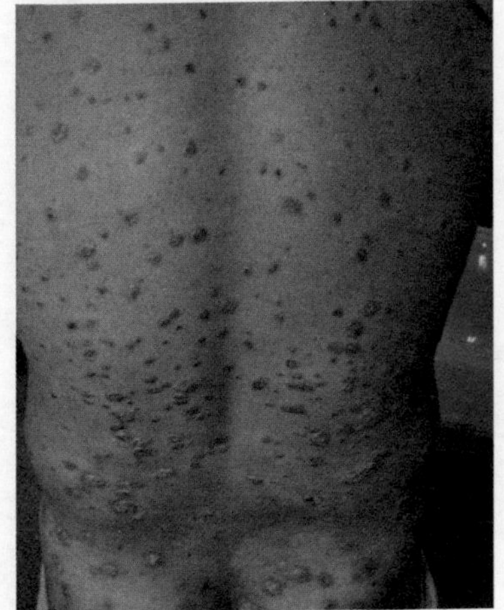

图 2–7 小斑块状银屑病皮损，颜色偏于暗紫红色

3. 钱币状银屑病

见图2-8至图2-10。

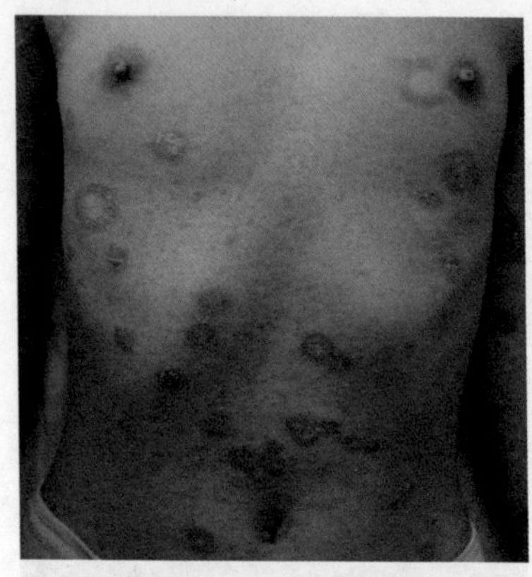

图2-8　胸腹部钱币状银屑病皮损，皮疹无融合

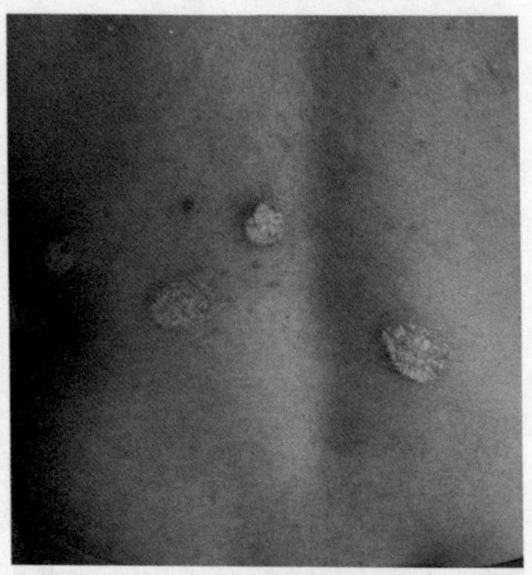

图2-9　钱币状银屑病皮损，表现为腰部红色斑块，表面少许鳞屑

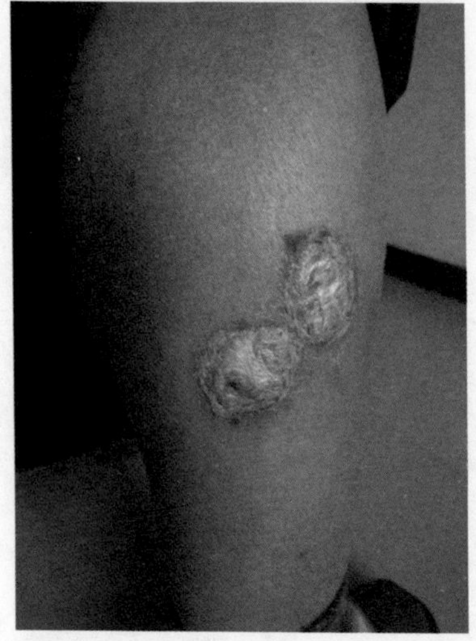

图2-10　小腿钱币状银屑病皮损，有较厚的鳞屑，呈蛎壳状

4. 大斑块状银屑病

见图2–11至图2–15。

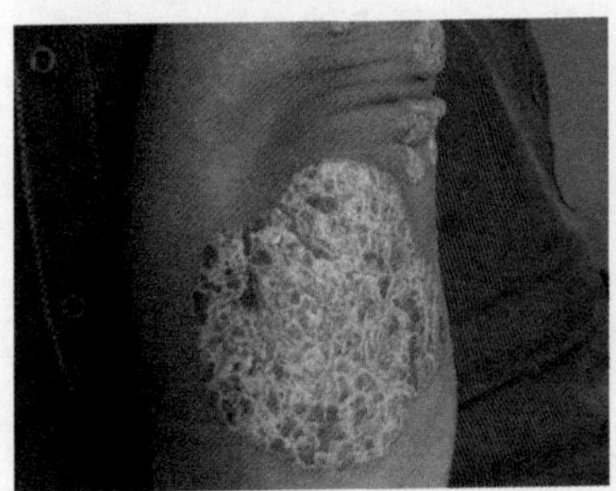

图 2–11 肘部和上肢伸侧大斑块状银屑病皮损，皮疹肥厚浸润感明显，上覆鳞屑

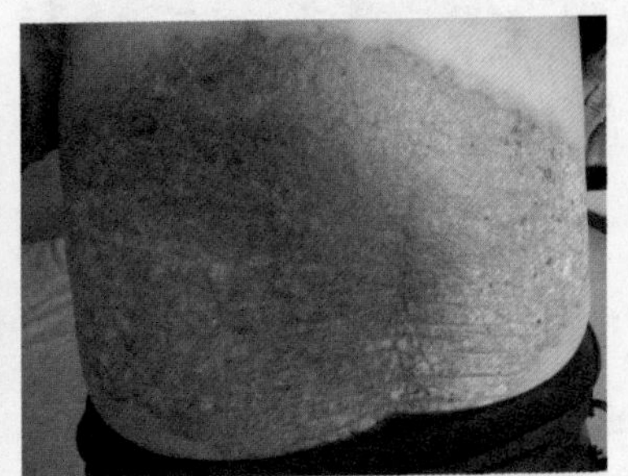

图 2–12 大斑块状银屑病皮损，分布在整个腰部，界限清楚，皮疹颜色呈暗红褐色

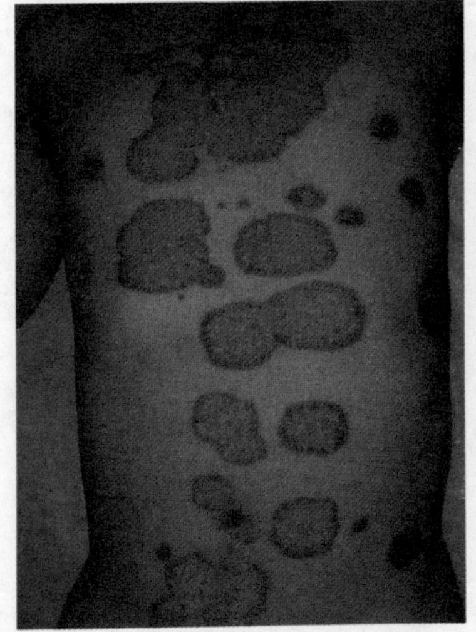

图 2–13 胸部大斑块状银屑病皮损，皮疹呈暗红色，皮疹中央有消退趋势

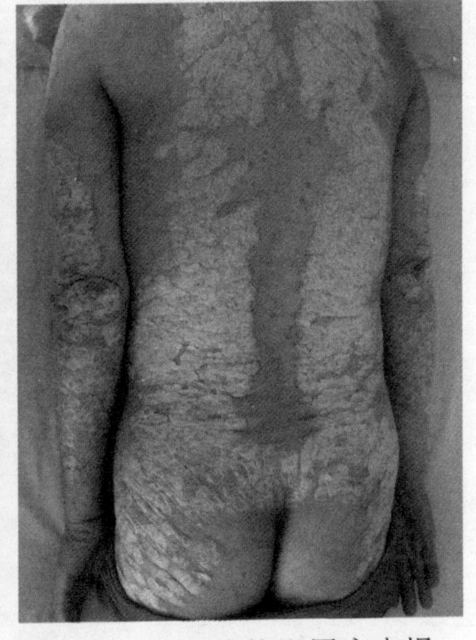

图 2–14 大斑块状银屑病皮损，皮疹颜色呈淡红色，表面有较厚的鳞屑

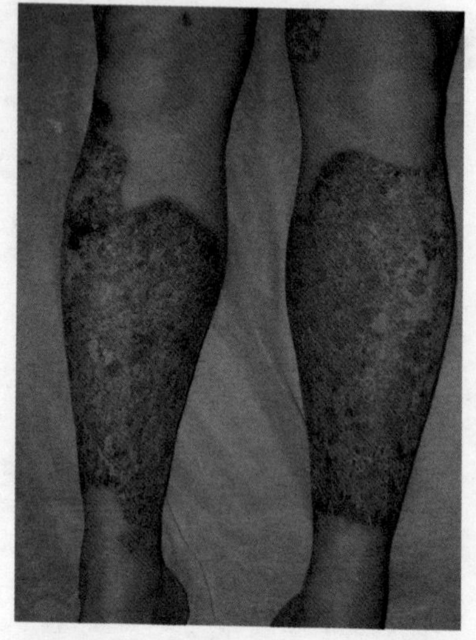

图 2-15 大斑块状银屑病皮损，位于双小腿胫前暗红色大斑块、有较厚鳞屑，易脱落

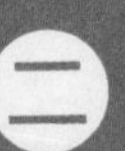

5. 斑片状银屑病

见图2-16至图2-17。

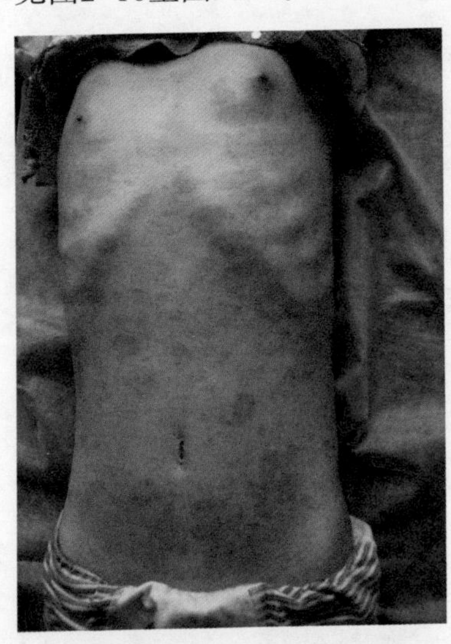

图 2-16　斑片状银屑病皮损，躯干银屑病皮疹，呈淡红色斑片、少许鳞屑

图 2-17　斑片状银屑病皮损，腰背部淡红或暗红色斑片，表面有鳞屑。皮疹之间能见到部分正常皮肤

6. 地图状银屑病

见图2-18。

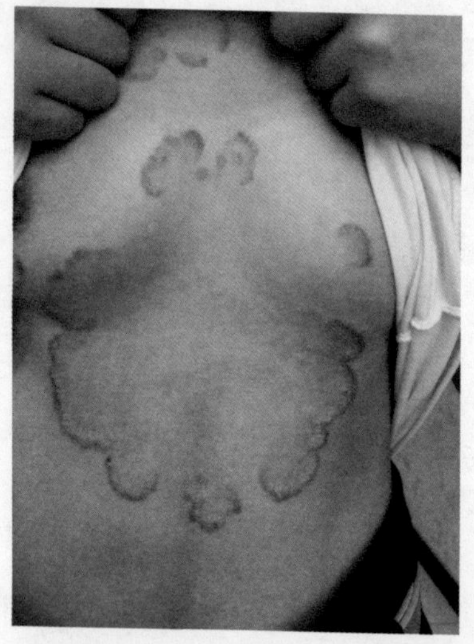

图 2-18 地图状银屑病皮损。图中胸腹部银屑病皮疹中央基本消退，残留的皮疹边缘连接起来，形成不规则地图状

7. 环状银屑病

见图2-19至图2-21。

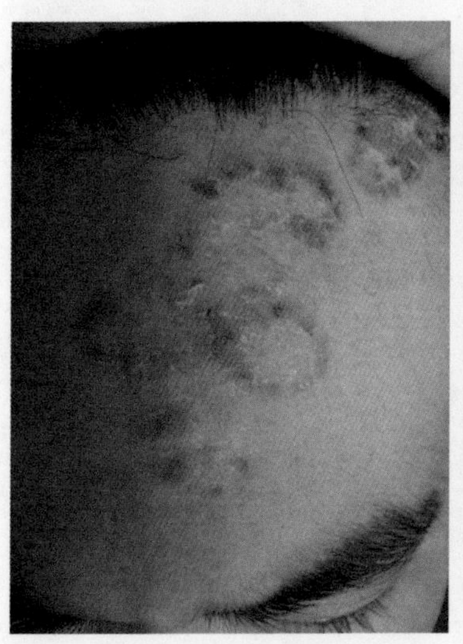

图 2-19 环状银屑病皮损。额部银屑病皮损呈环状，皮损中央有消退趋势

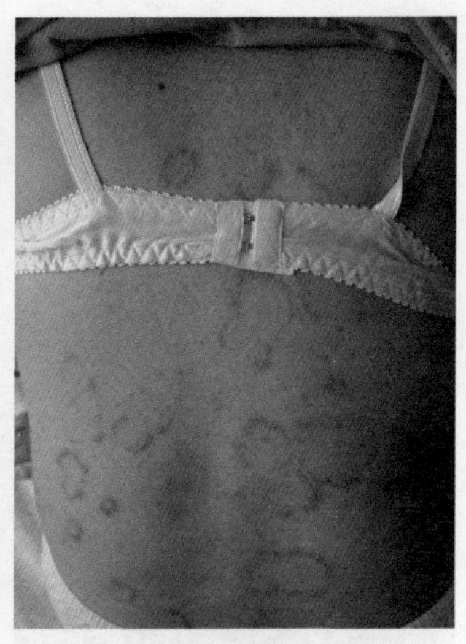

图 2-20 背部环状银屑病皮损。皮疹中央逐渐恢复正常皮肤，边缘有红色隆起呈环状

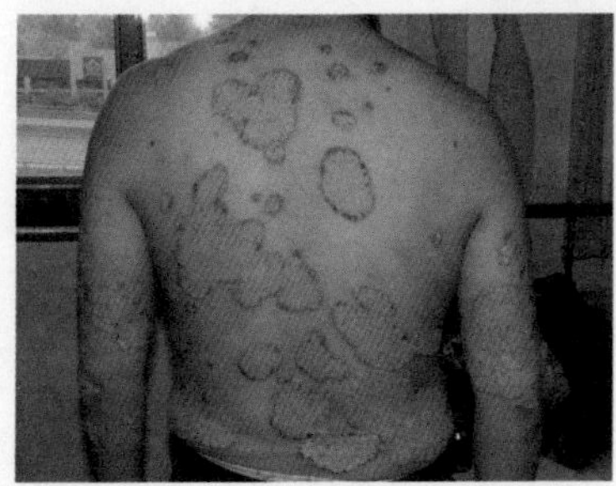

图 2-21 环状银屑病皮损。背部银屑病皮疹呈环状，中央变平变淡

8. 毛囊性银屑病

见图2-22至图2-23。

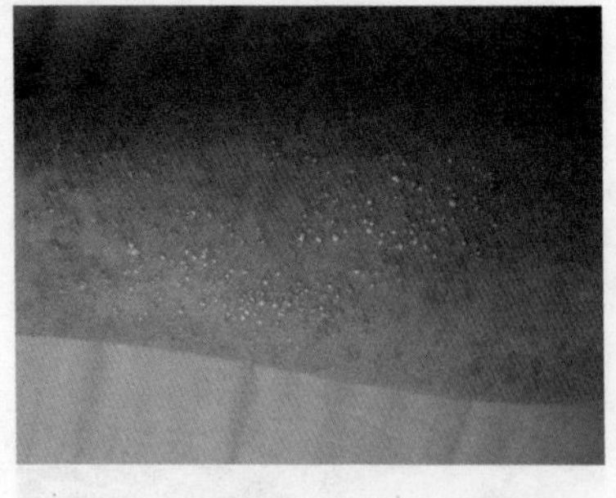

图 2-22 毛囊性银屑病皮损。前臂银屑病皮疹表现红色斑片，同时可见到银白色鳞屑堆积形成的小丘疹，且围绕毛囊分布，互不融合

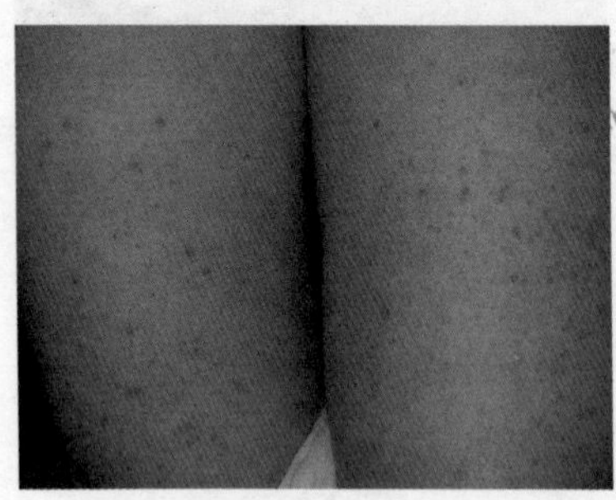

图 2-23 毛囊性银屑病皮损，即皮疹围绕着毛囊发生

9. 疣状银屑病

见图2-24至图2-25。

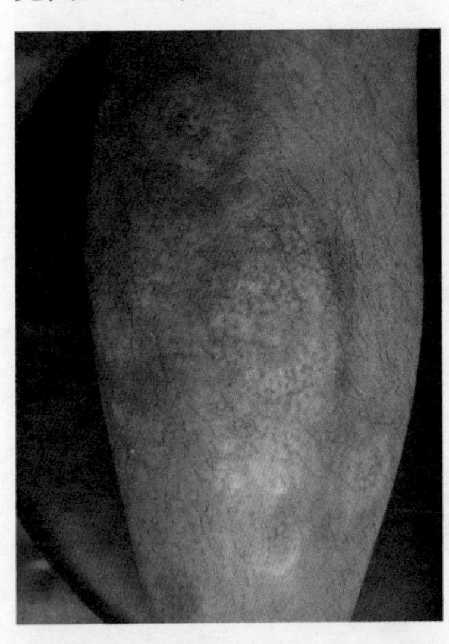

图 2-24 疣状银屑病皮损。小腿胫前银屑病皮损，洗去鳞屑后表面呈疣状

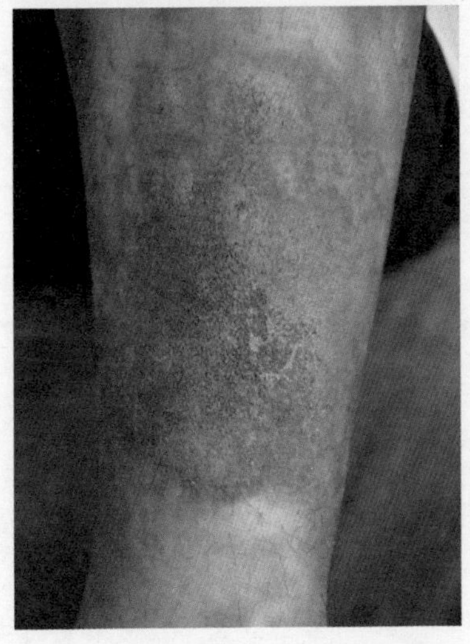

图 2-25 疣状银屑病皮损。小腿银屑病皮损，皮疹肥厚增生明显，表面如疣状

10. 脂溢性银屑病

见图2-26。

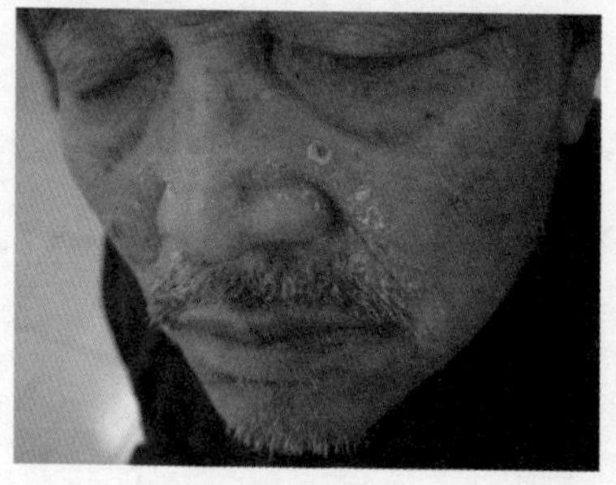

图 2-26　脂溢性银屑病皮损。面部银屑病，类似脂溢性皮炎样

11. 光敏性银屑病

见图2-27。

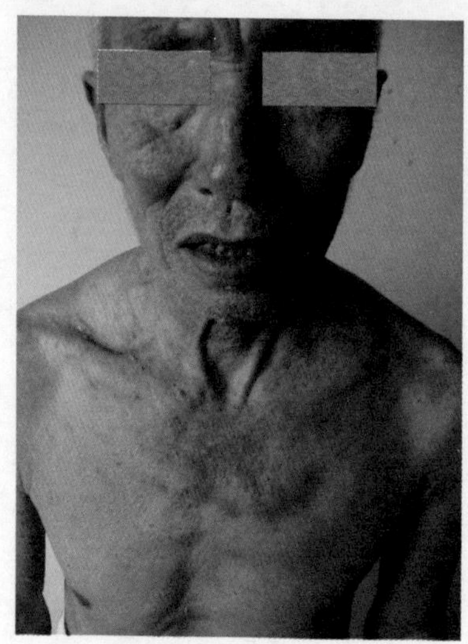

图 2-27　光敏性银屑病皮损。皮疹多分布于曝光部位，在日晒后发病或加重。非曝光部位也可见银屑病皮疹

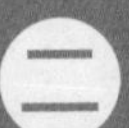

12. 湿疹样银屑病

见图2-28。

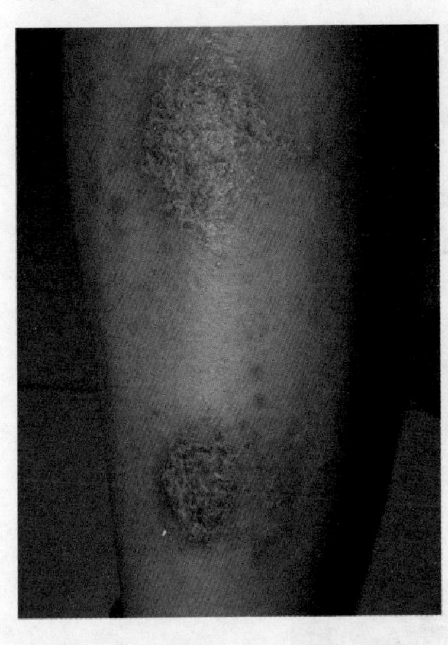

图 2-28 湿疹样银屑病皮损。原银屑病皮损，因局部刺激导致皮疹红肿、甚至糜烂渗出

13. 线状银屑病

见图2-29。

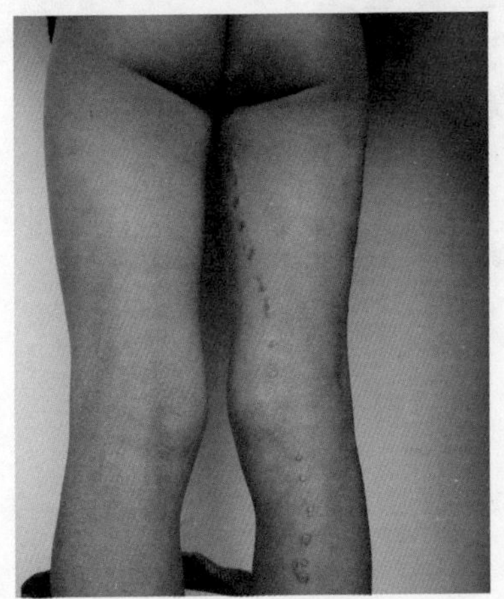

图 2-29 线状银屑病皮损。银屑病皮疹排列成线状或带状，临床并不多见

14. 儿童银屑病

见图2-30和图2-31。

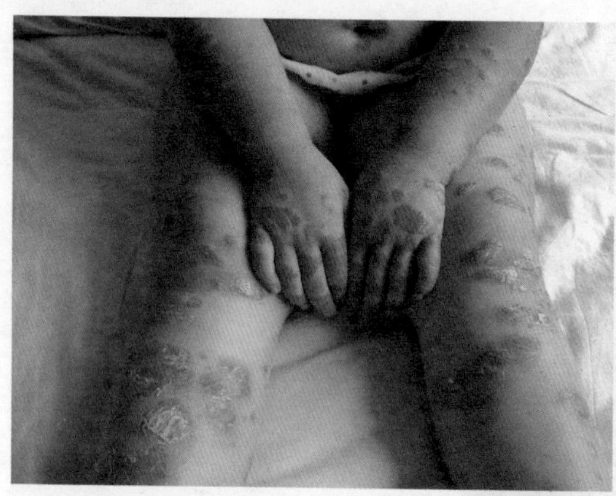

图 2-30　儿童银屑病皮损。患者发病1年，皮疹为红色小斑块状，基底鲜红且有新发皮疹，仍处于进展期

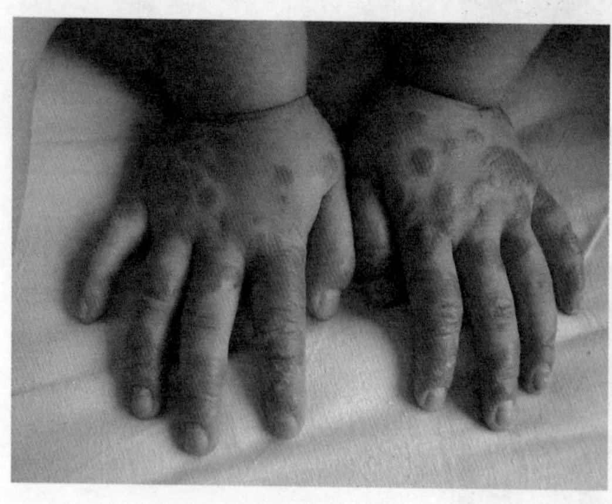

图 2-31　患者同上例，患儿的手部银屑病皮疹表现

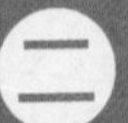

15. 银屑病同形反应

见图2-32至图2-35。

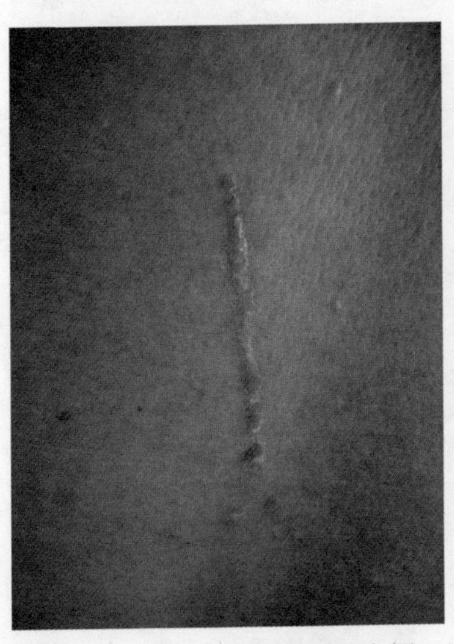

图2-32 背部点滴状银屑病皮损，有同形反应，说明病情处于进展期

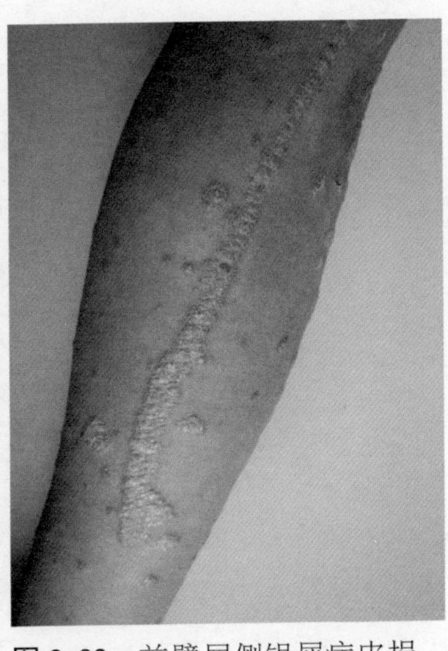

图2-33 前臂屈侧银屑病皮损，有明显的同形反应，说明病情处于进展期

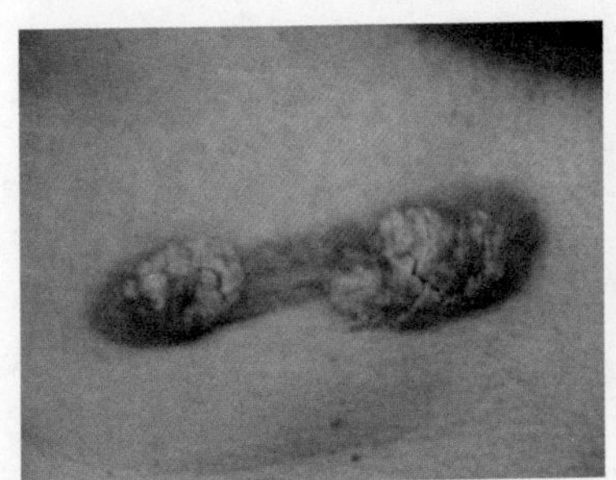

图2-34 在瘢痕疙瘩上发生的银屑病皮损，这也是同形反应

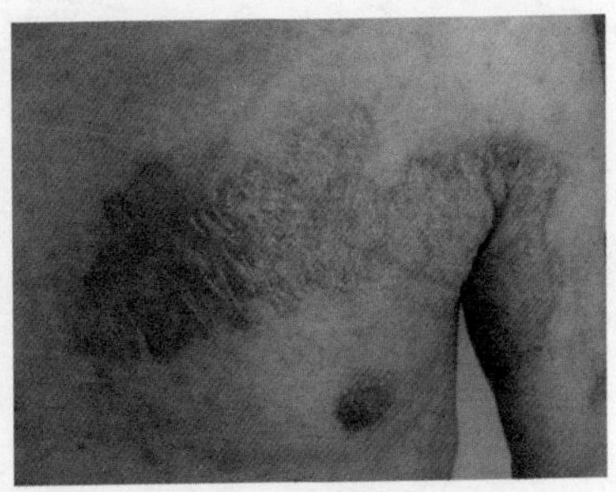

图2-35 银屑病的同形反应。带状疱疹治愈后，在原带状疱疹处发生银屑病损害。本患者既往有银屑病十余年

三 非寻常型银屑病的皮疹表现

1. 关节病型银屑病

见图3-1至图3-3。

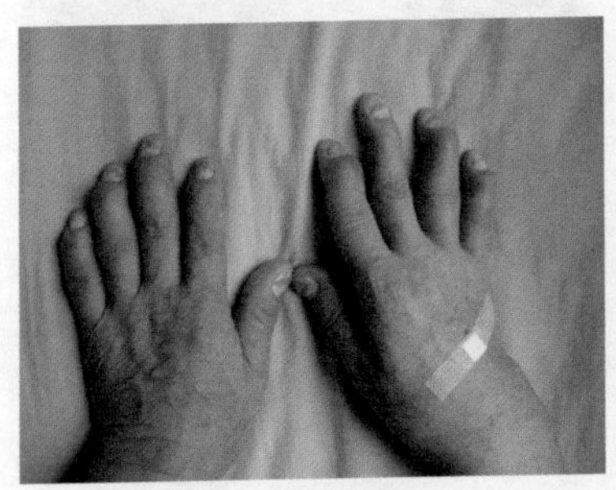

图 3-1 关节病型银屑病，此类型患者除了银屑病的皮疹外，还可以累及关节，包括外周大小关节或脊椎，可以出现关节肿痛、畸形、功能障碍

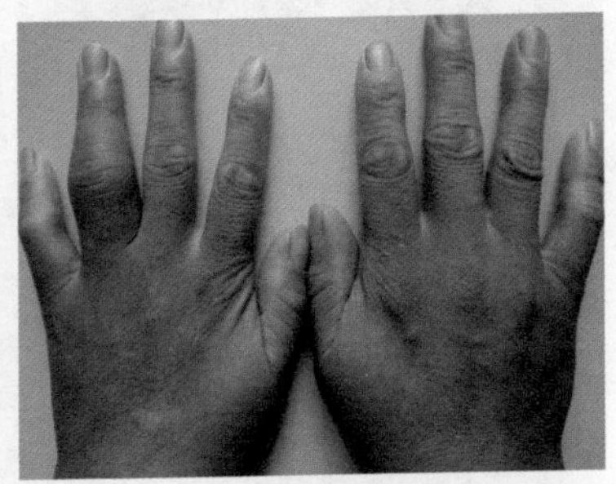

图 3-2 关节病型银屑病，单一关节受累。左手近端指间关节肿胀、疼痛、活动受限。左手背可见零星的银屑病皮疹

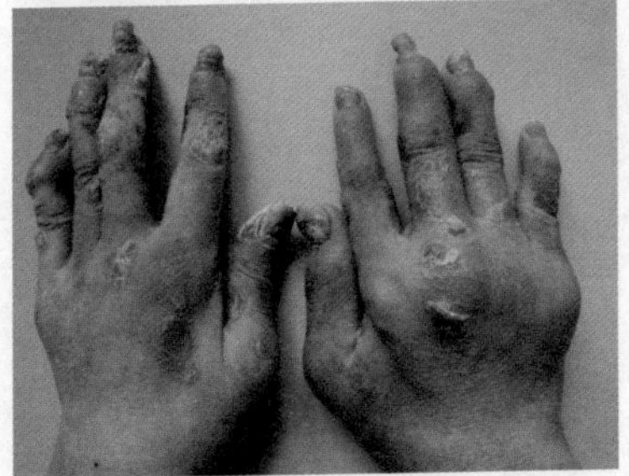

图 3-3 关节病型银屑病，严重时关节畸形、残毁，活动受限。除手背有银屑病皮损外，指甲也出现残毁

2. 红皮病型银屑病

见图3-4至图3-12。

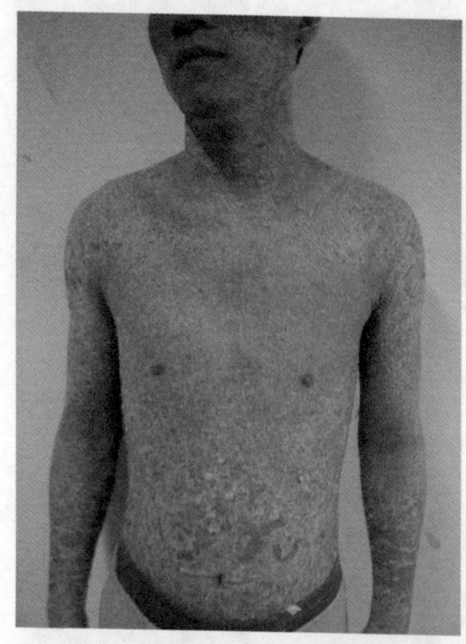

图 3-4　红皮病型银屑病，表现全身红斑鳞屑，潮红肿胀不明显，皮疹面积超过体表面积的 90% 以上。本患者病程呈慢性经过

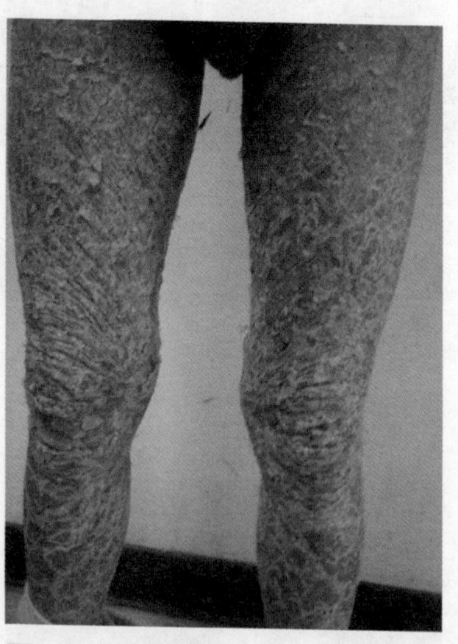

图 3-5　患者同上一例，此为下肢的皮疹表现

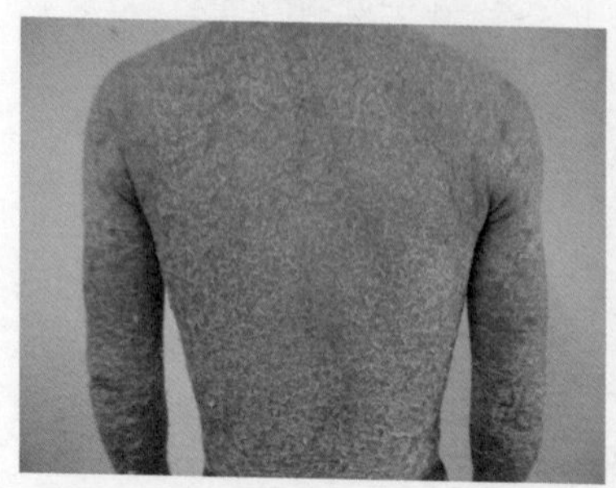

图 3-6　患者同上一例，此为背部皮疹表现

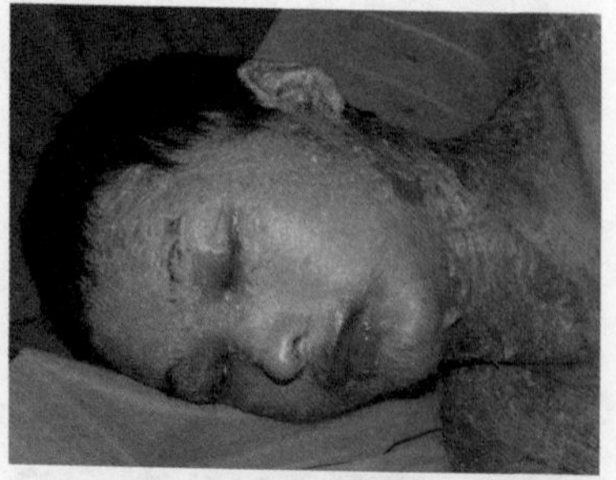

图 3-7　红皮病型银屑病，此为面部皮疹表现，除弥漫潮红、干燥脱屑外，还有轻度睑外翻。本患者病程呈急性经过

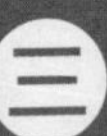

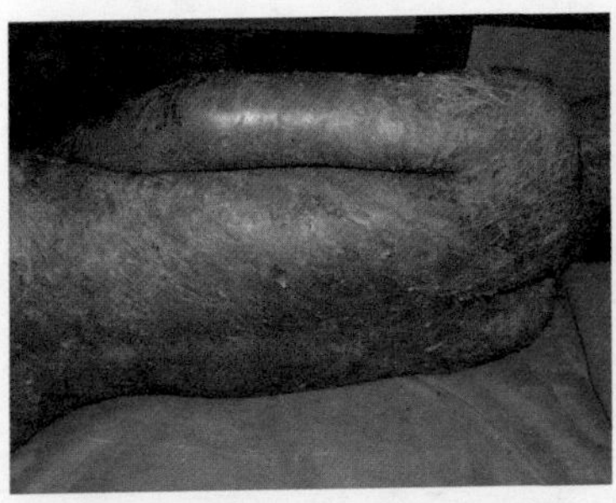

图 3-8 患者同上一例，此为背部的皮疹表现

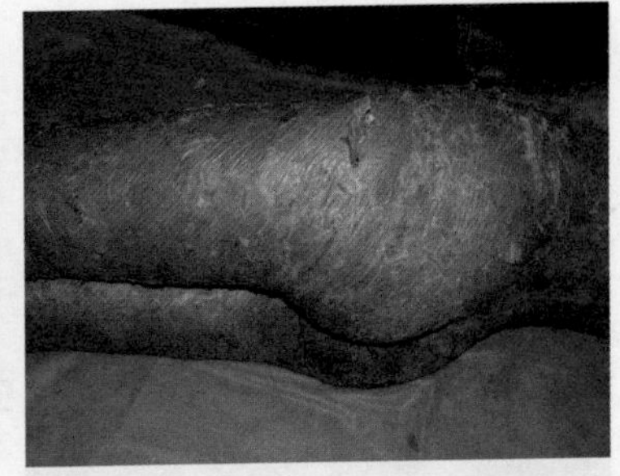

图 3-9 患者同上一例，此为股部和臀部的皮疹表现

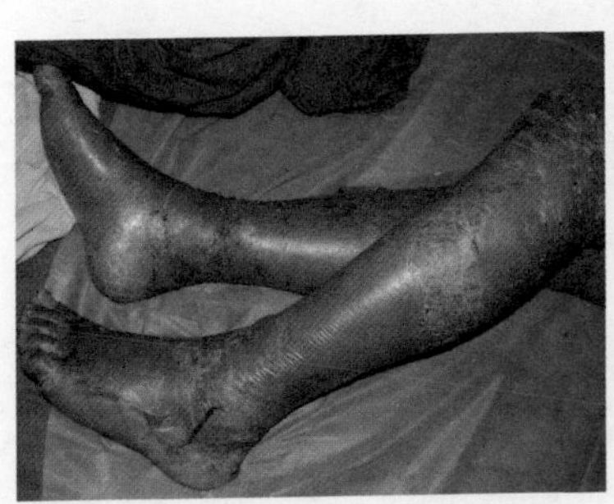

图 3-10 患者同上一例，此为小腿的皮疹表现，双小腿皮肤潮红肿胀，皲裂脱屑，有时足部可见袜子样脱屑

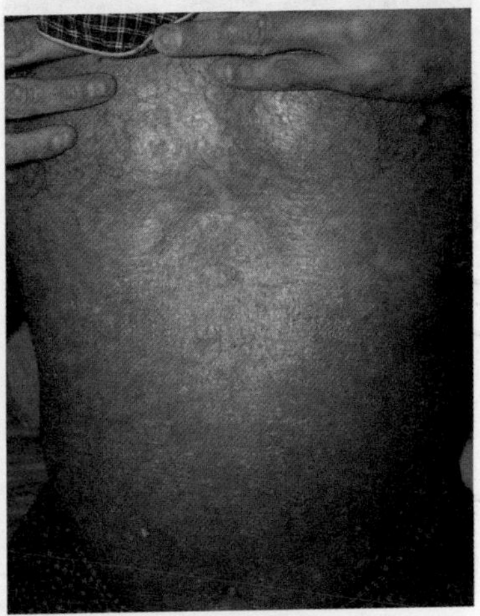

图 3-11 红皮病型银屑病，有时可以见到正常的皮岛

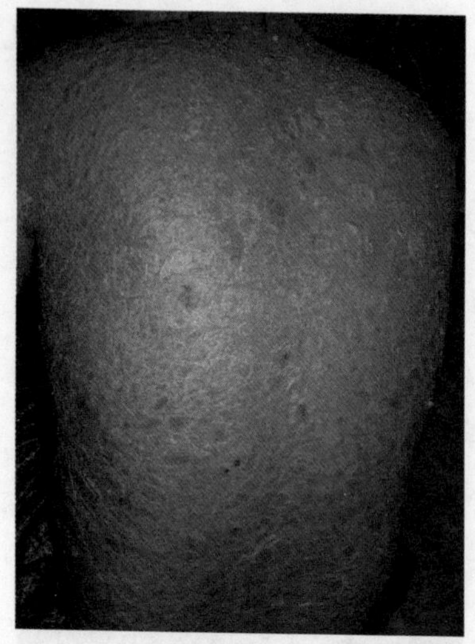

图 3-12　红皮病型银屑病，背部皮疹表现为弥漫性潮红和大量脱屑

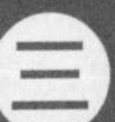

3. 脓疱型银屑病

见图3-13至图3-19。

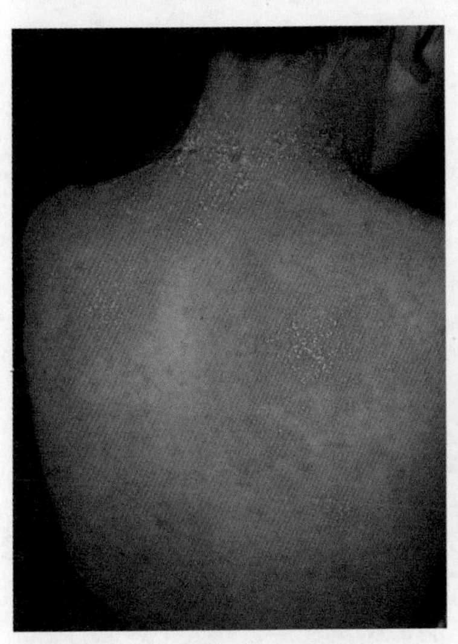

图 3-13 儿童脓疱型银屑病，在背部皮肤大面积红斑基础上出现粟粒大小的脓疱，此类患者往往伴有发热、关节痛、外周血白细胞升高等表现

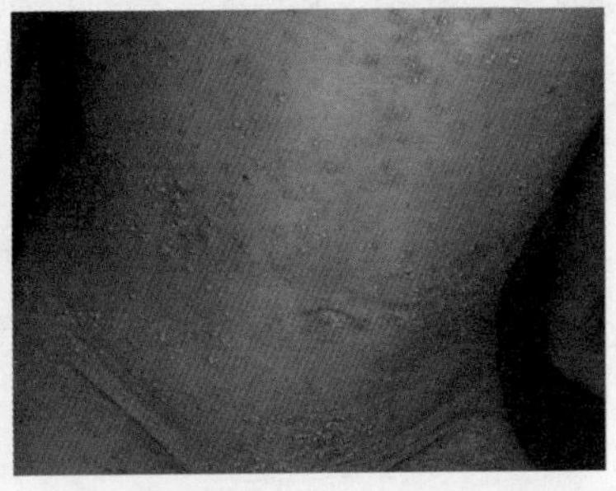

图 3-14 患者同上一例，儿童脓疱型银屑病，腹部的皮疹表现

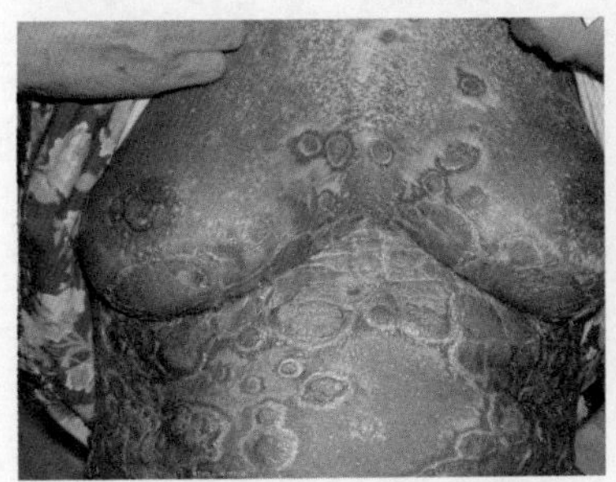

图 3-15 成人脓疱型银屑病，前胸部位的脓疱已经融合成脓湖。上腹部可见到不典型的原寻常型银屑病斑块状皮疹

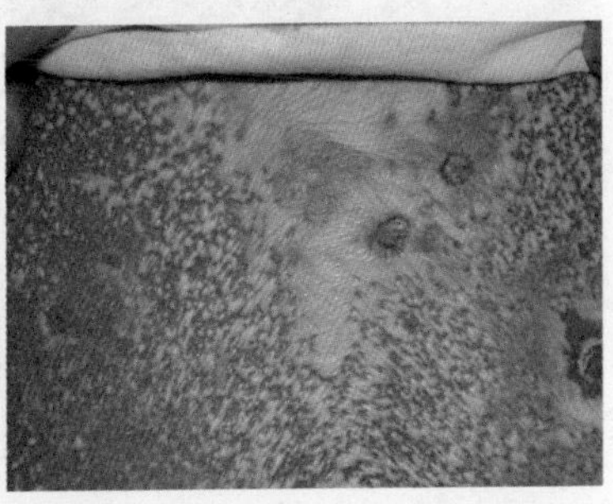

图 3-16 患者同上一例，胸部皮疹脓疱已融合成脓湖

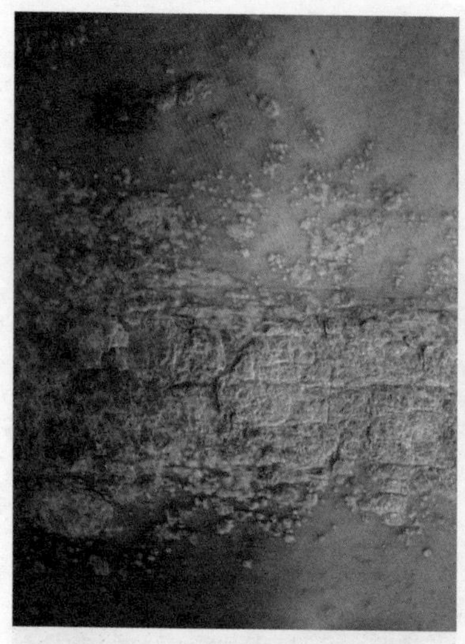

图 3-17　脓疱型银屑病，原为斑块状银屑病，不当治疗或局部外用药刺激后出现密集小脓疱，基底潮红

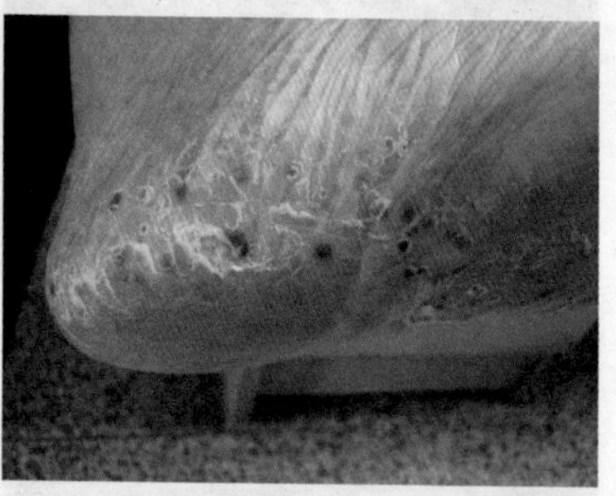

图 3-18　掌跖脓疱病型银屑病。皮疹局部潮红，周期性地发生深在性小脓疱，脓疱干涸后开始脱屑，反复发作、经久不愈

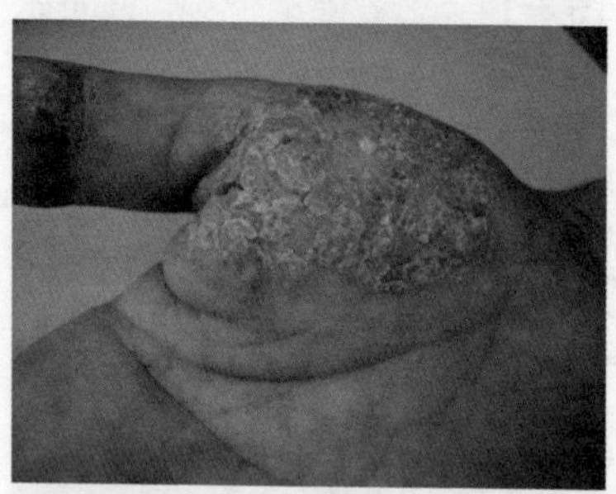

图 3-19　掌跖脓疱病。右手大鱼际处局限性红斑，反复起脓疱。拇指也可见类似皮损

四 银屑病患者舌象

见图4-1至图4-13。

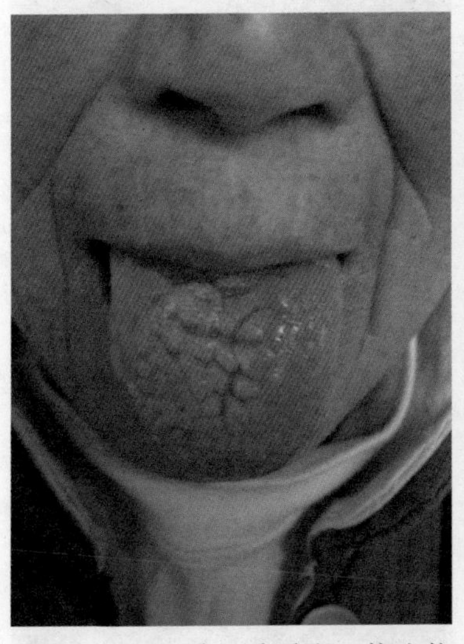

图4-1 沟纹舌，舌质淡红苔略黄厚腻且不均匀，舌苔部分剥落，提示患者阴血不足。沟纹舌可能与先天有关

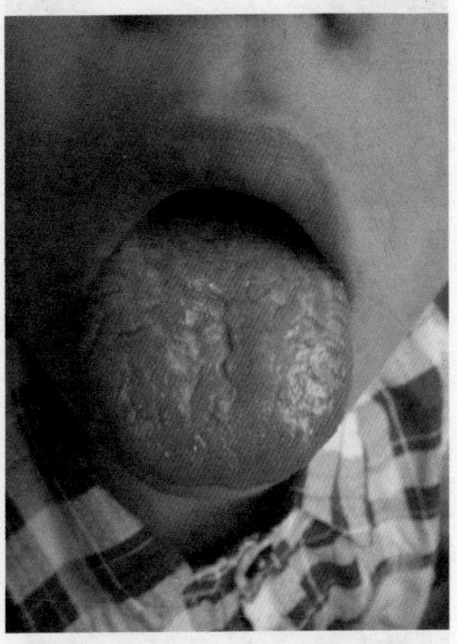

图4-2 沟纹舌，舌质偏红苔白薄腻，提示患者血热，可能伴有津液耗伤

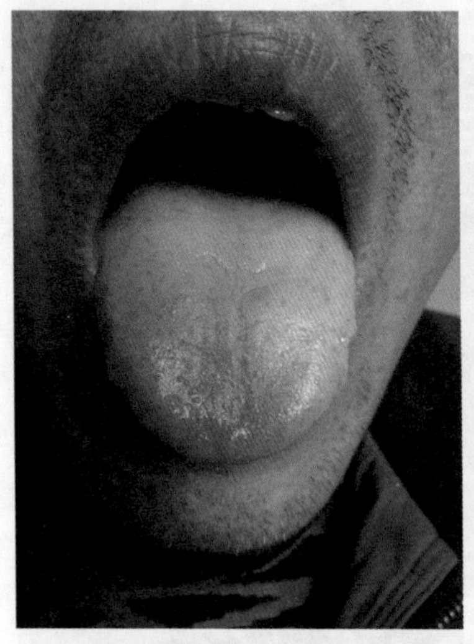

图 4-3 舌淡红苔白滑腻有齿痕，提示脾虚湿盛

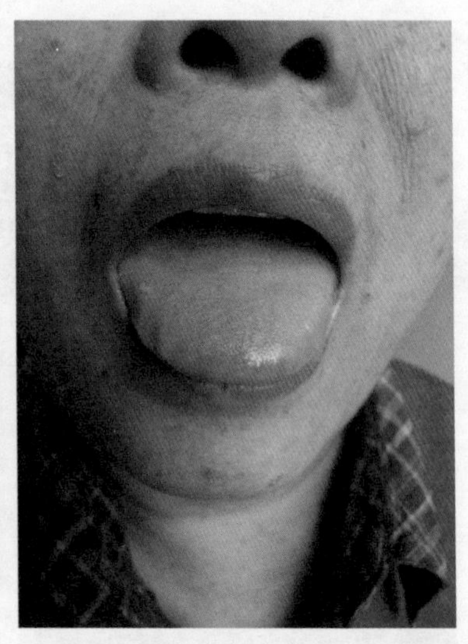

图 4-4 舌淡胖齿痕苔薄白，提示脾胃虚、气血不足

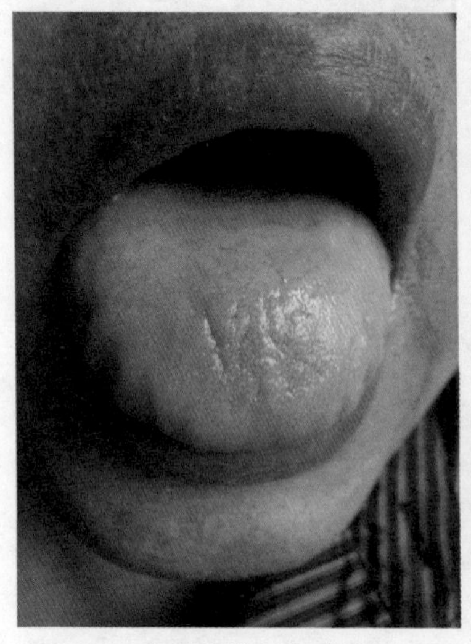

图 4-5 舌淡胖苔白齿痕明显，舌面滑润，提示阳虚水湿不化

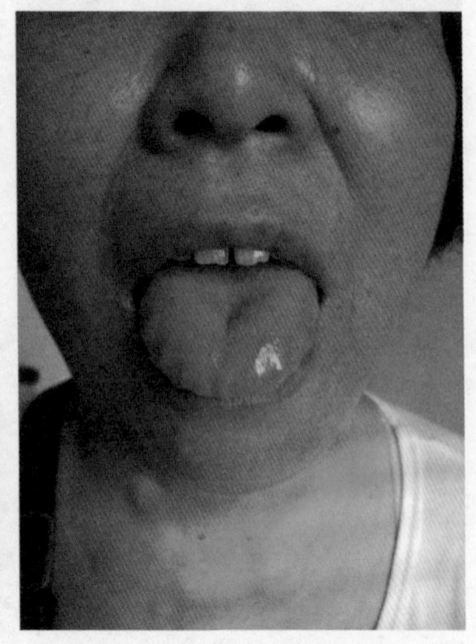

图 4-6 舌质暗胖大有齿痕，苔薄滑润，提示阳虚水湿不化

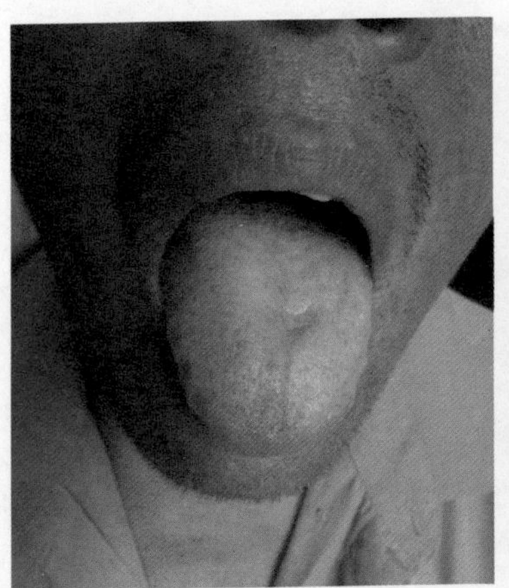

图 4-7 舌质淡红舌体胖大齿痕苔滑腻，提示脾虚湿盛

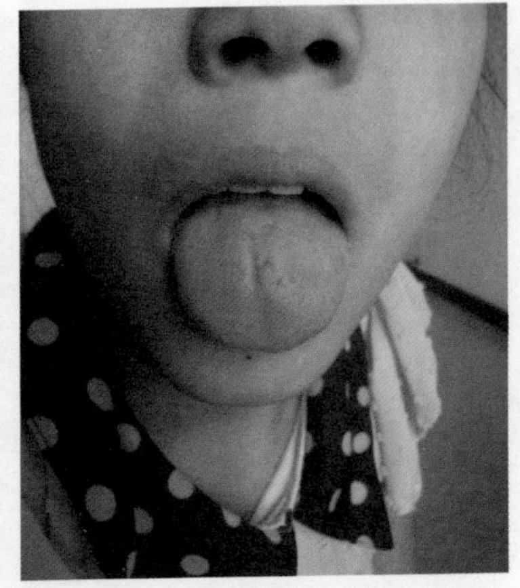

图 4-8 舌质淡红舌体胖大苔略腻，提示脾胃虚弱、气血不足

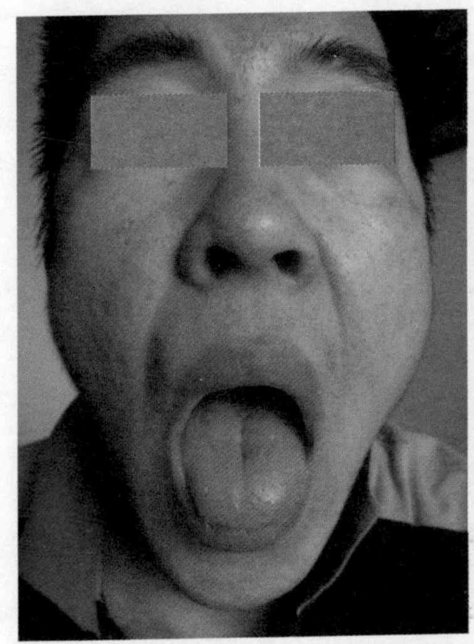

图 4-9 舌质淡红苔薄，提示毒邪尚未进入血分

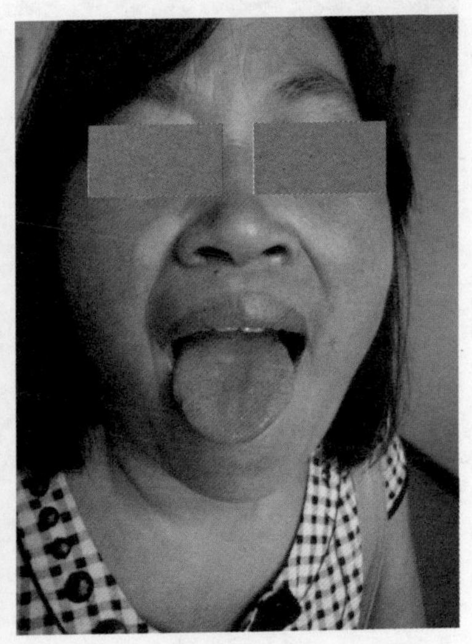

图 4-10 舌质淡苔薄白，提示气血不足

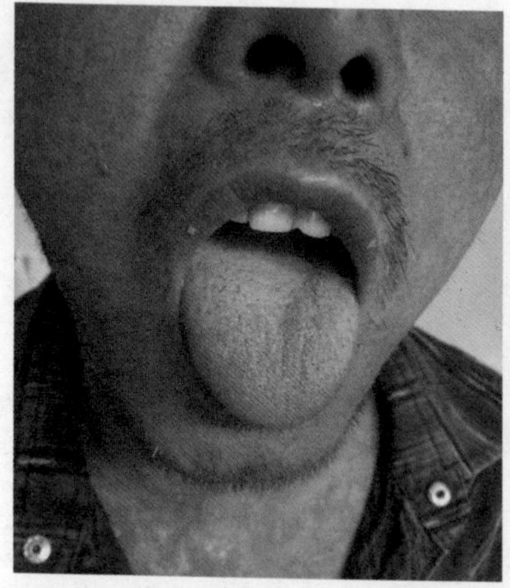

图4-11　舌质红舌苔根部略厚腻，提示患者血热夹湿

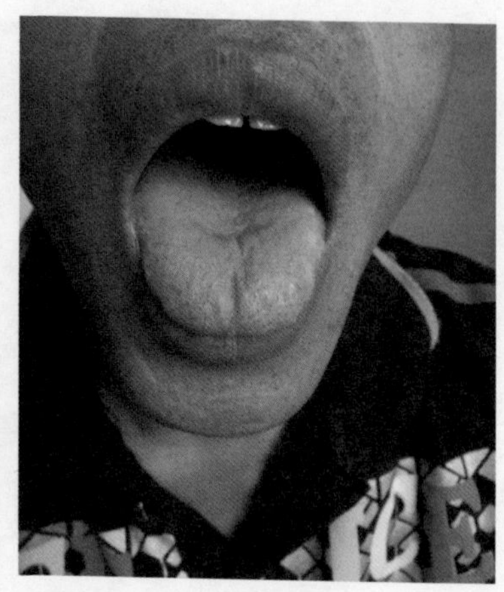

图4-12　舌质略红苔略厚腻，提示湿热

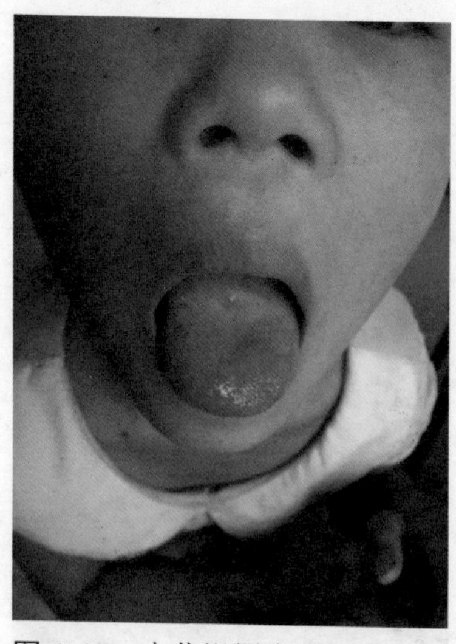

图4-13　小儿银屑病，舌质淡红苔滑腻，舌苔欠均匀部分剥落，提示脾虚、水湿不化

五　银屑病的分期

1. 进展期

见图5-1至图5-5。

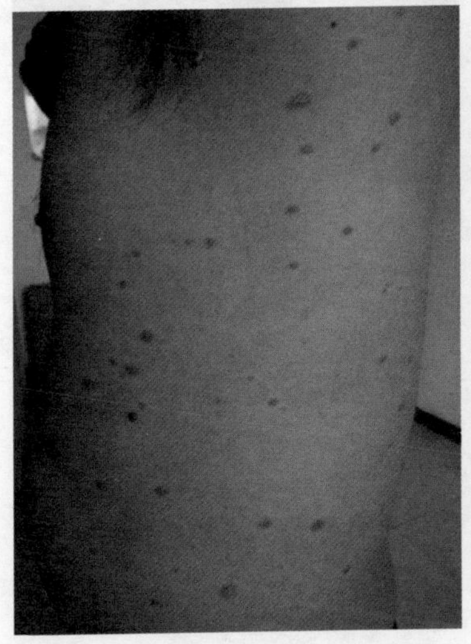

图 5-1　进展期银屑病，皮疹呈鲜红色，不断增多，鳞屑不多或刚出现少许鳞屑

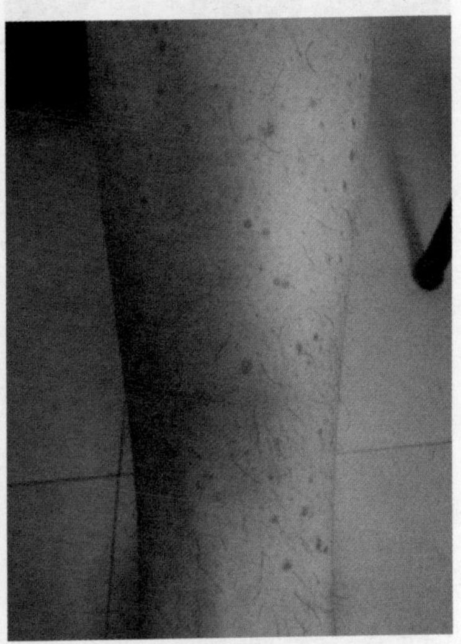

图 5-2　进展期银屑病，呈点滴状。皮疹不断增多，色泽鲜红

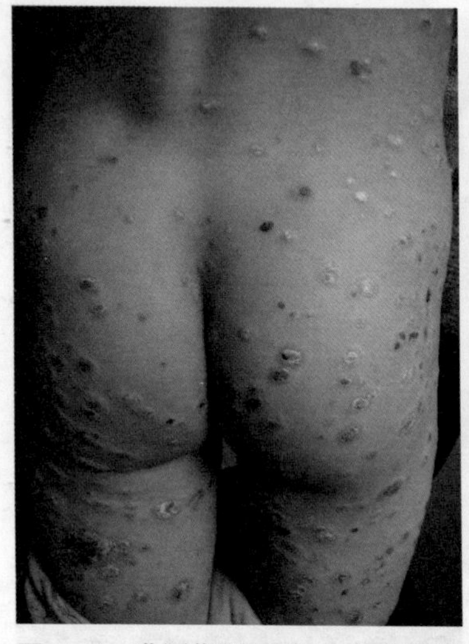

图 5-3　进展期银屑病，皮疹不断增多、部分融合成斑块，因瘙痒剧烈搔抓后出现结痂

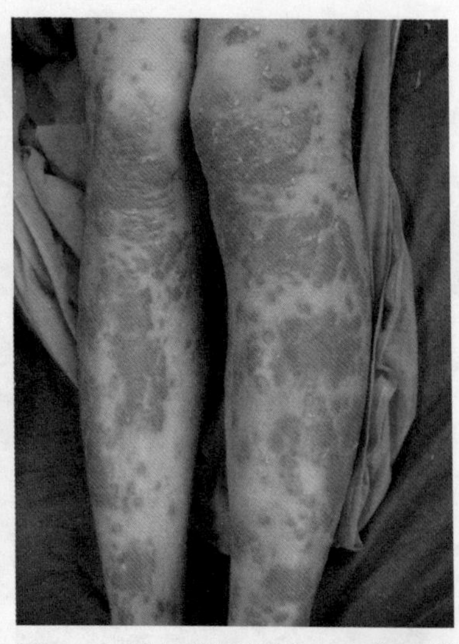

图 5-4　进展期银屑病，皮疹呈鲜红色，并融合成大斑块，表面鳞屑不多

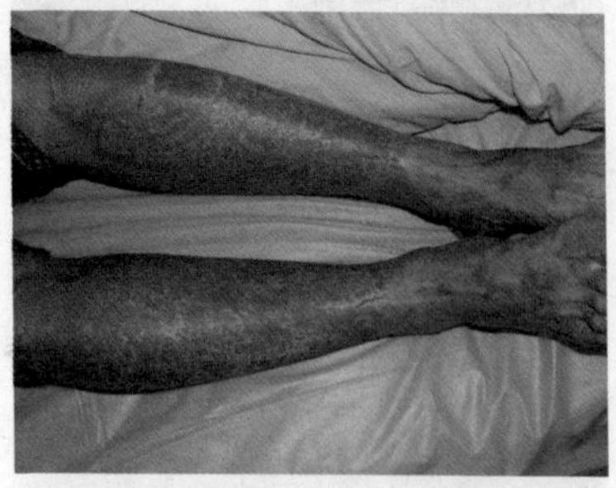

图 5-5　进展期银屑病，基底呈鲜红色或暗紫红色，周围红晕明显

2. 静止期

见图5–6至图5–9。

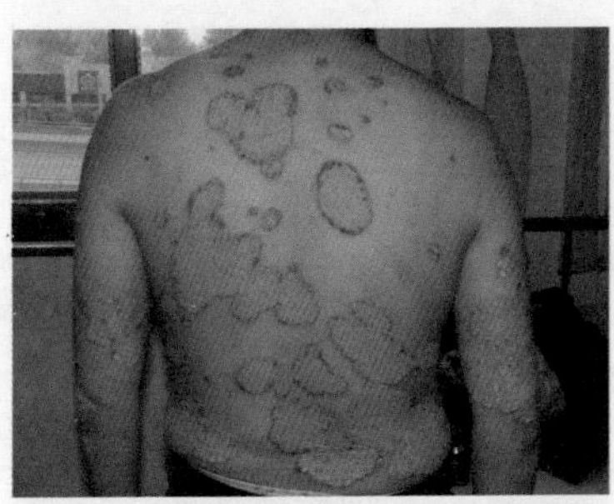

图5–6 静止期银屑病，病情稳定，无新发皮疹，皮疹不扩大亦不缩小

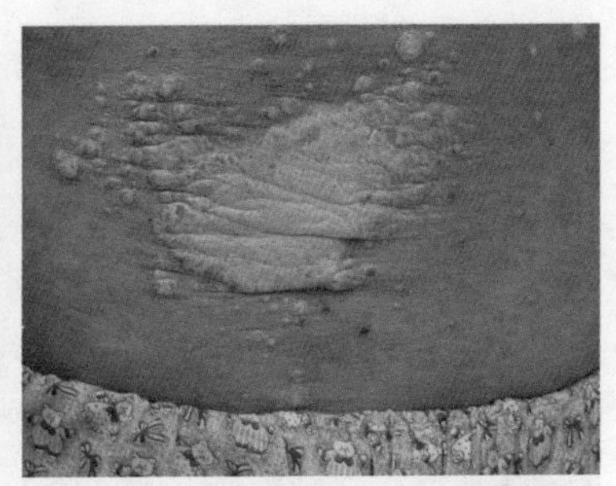

图5–7 静止期银屑病，腰部红斑鳞屑皮损，皮疹没有好转，也没有加重

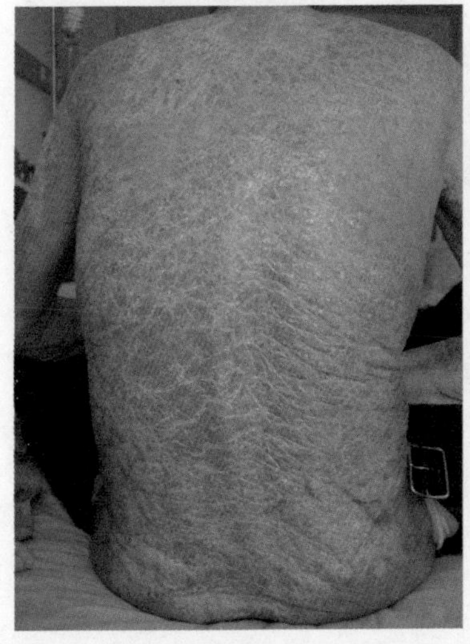

图5–8 静止期银屑病，背部皮疹静止无变化，皮疹呈淡红色斑块，表面干燥脱屑

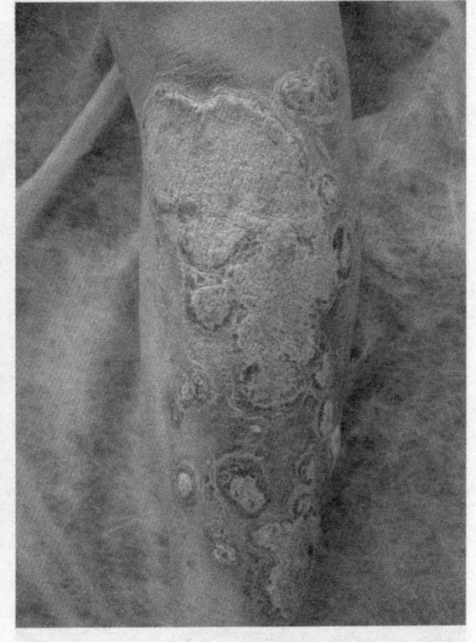

图5–9 静止期银屑病，小腿部位的皮疹颜色呈暗红色，基底浸润肥厚，表面有较厚的鳞屑

3. 消退期

见图5-10至图5-12。

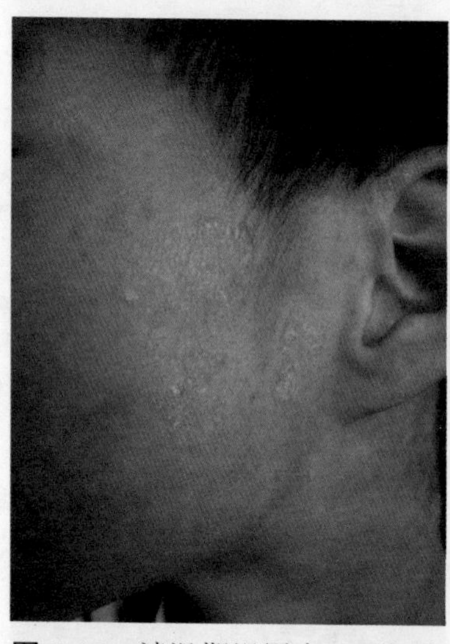

图 5-10　消退期银屑病，面部皮疹变薄，颜色变淡，浸润减轻，面积逐渐缩小

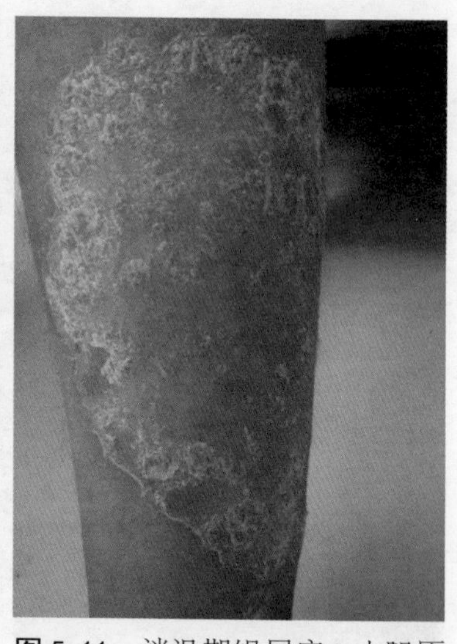

图 5-11　消退期银屑病，小腿原大斑块状银屑病皮疹逐渐变薄、浸润减轻，颜色变淡。皮疹中央处露出正常皮肤

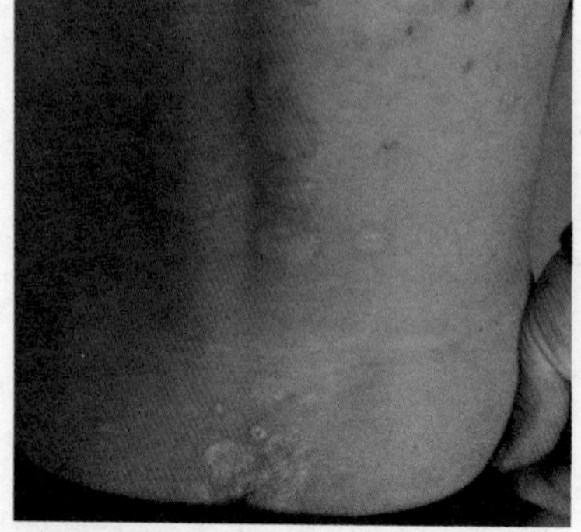

图 5-12　消退期银屑病，背部腰部的皮疹中央逐渐变淡变薄，鳞屑减少

六　银屑病的鉴别诊断

见图6-1至图6-14。

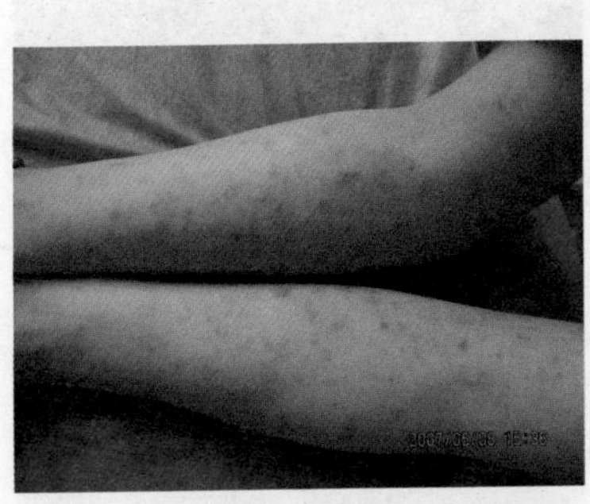

图 6-1　斑片状副银屑病，皮疹为淡红色斑片，上覆细薄鳞屑。刮去鳞屑无银屑病之点状出血现象

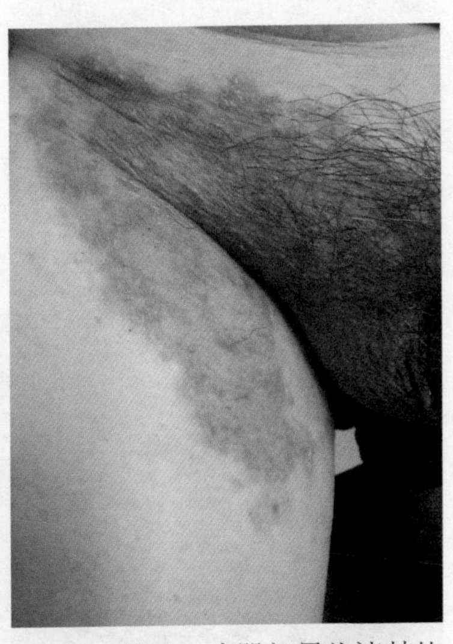

图 6-2　股癣，为股部界线清楚的红斑、丘疹，上有少许脱屑，皮疹逐渐向外扩大，皮疹中央逐渐消退。真菌检查阳性

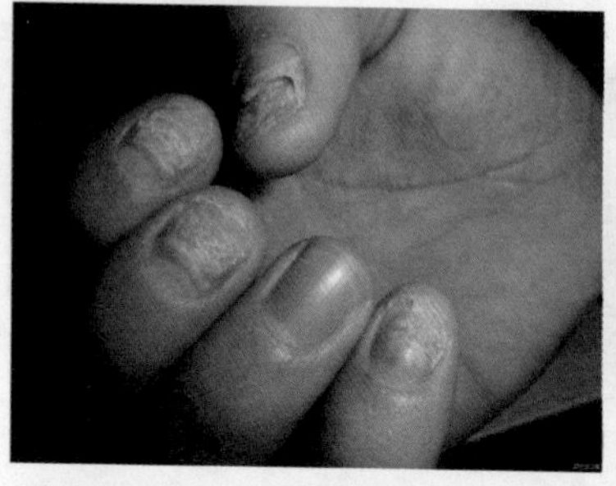

图 6-3　甲癣，主要是与银屑病甲部皮损鉴别。多自甲游离缘或侧缘发病，也可出现横沟、浑浊、甲剥离或整个甲板畸形等表现，真菌检查有助于鉴别

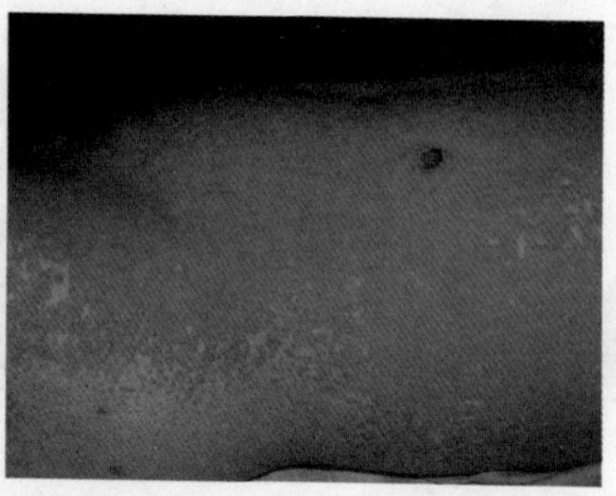

图 6-4　毛发红糠疹，本病主要表现为鳞屑性红斑，干燥、角化或皲裂，红斑周围可以见到坚实的毛囊性红色丘疹

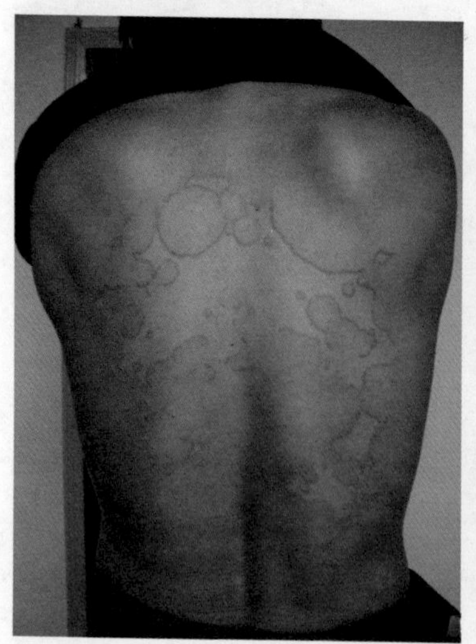

图 6-5　离心性环状红斑，皮疹为水肿性红斑，呈离心性扩大成环状或弧形，中心可以再发类似皮疹如靶形。病程慢性，反复发作

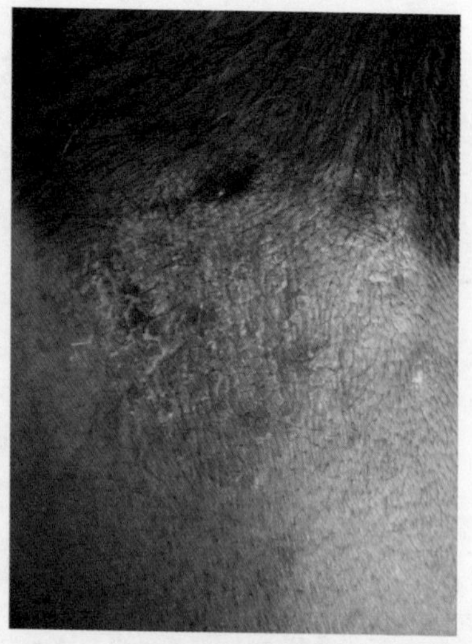

图 6-6　慢性单纯性苔藓，皮疹粗糙肥厚，呈苔藓样变。剧烈瘙痒，慢性经过，反复发作。本病好发于颈项部、肘部、骶部等处

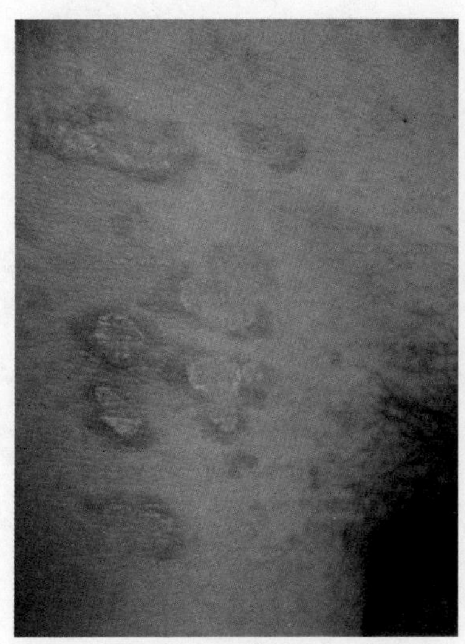

图 6-7　玫瑰糠疹，多发于躯干及四肢近端，为较多的椭圆形斑片，长轴沿皮纹方向排列，上覆细小而薄的鳞屑。有时可以见到母斑

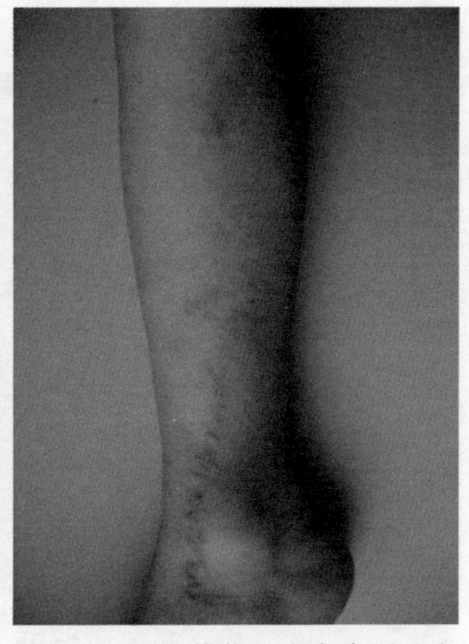

图 6-8　线状苔藓，皮疹为平顶多角形丘疹，粉红或暗红色，上覆有灰白色鳞屑。皮疹呈线条状排列，须与线状银屑病相鉴别

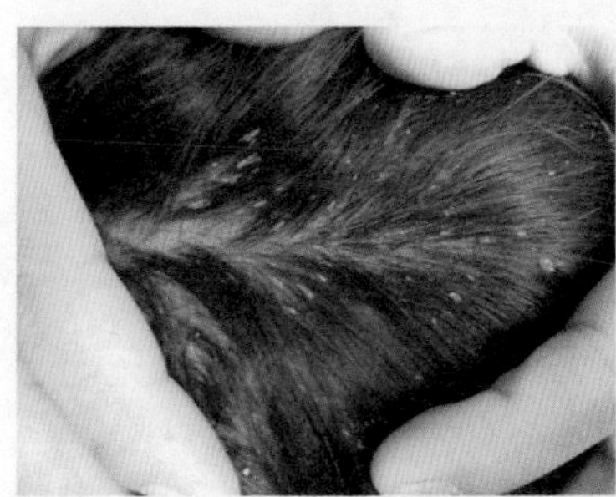

图 6-9　石棉状糠疹，头皮上大量黏着性银白色鳞屑，毛发近段有白色鳞屑组成的“毛鞘”

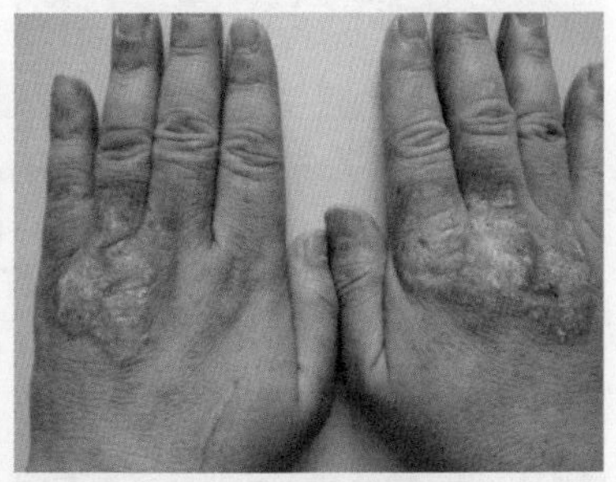

图 6-10　手背慢性湿疹，本病表现为皮疹粗糙肥厚呈苔藓样变，有渗出倾向。常对称分布、反复发作

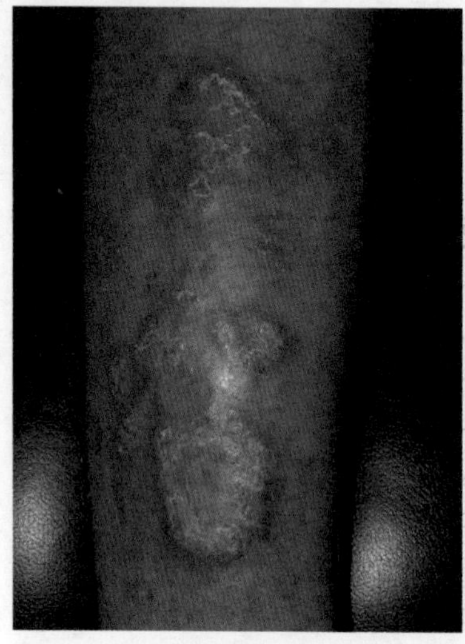

图 6-11　小腿胫前扁平苔藓，为紫红色的多角形扁平丘疹融合成斑块，表面蜡样光泽，可见网状纹理，鳞屑薄而紧贴，不易刮除

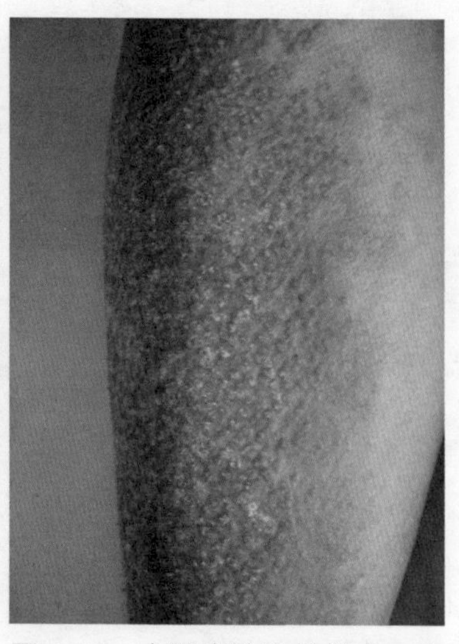

图 6-12　小腿皮肤淀粉样变，皮疹为米粒至绿豆大小的圆顶状丘疹，暗褐色，质较粗糙，表面鳞屑不多

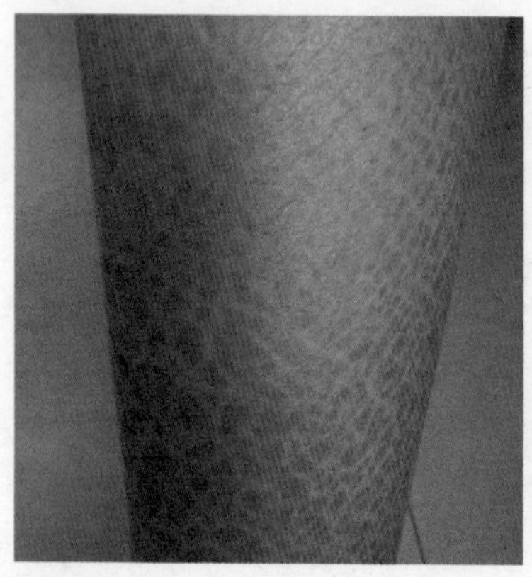

图 6-13　小腿鱼鳞病，为淡褐色多角形鳞屑，紧紧贴在皮肤上，边缘游离。出生后 3—5 岁即发病，冬季加重

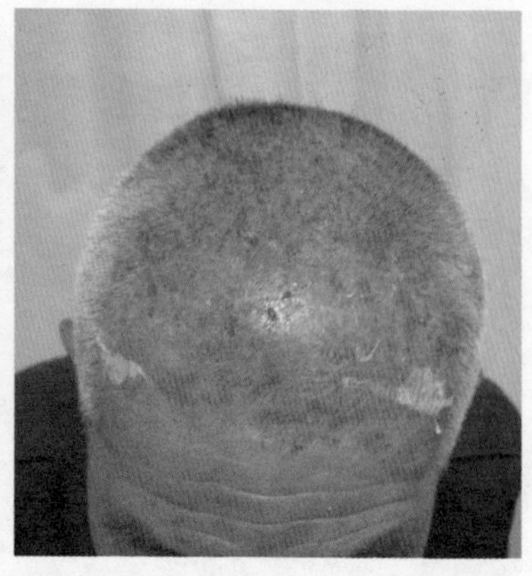

图 6-14　脂溢性皮炎，头皮黄红色斑片，边缘不清，基底浸润不著，上有少而薄的油腻性鳞屑

七 银屑病治疗中或治疗后反应

1. 外用药治疗银屑病出现的反应

见图7-1至图7-11。

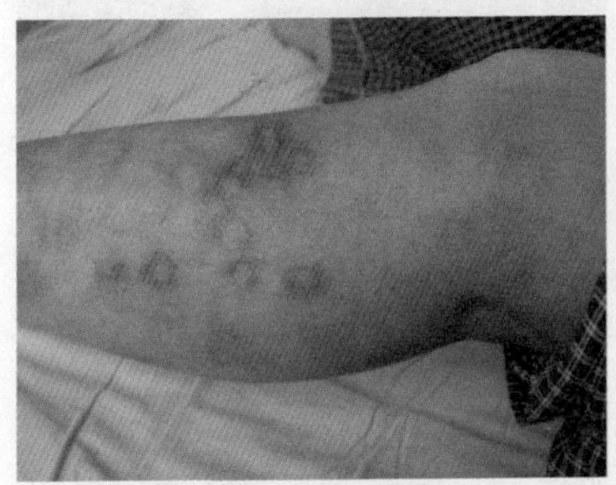

图 7-1 蒽林软膏外用引起局部红斑、触痛

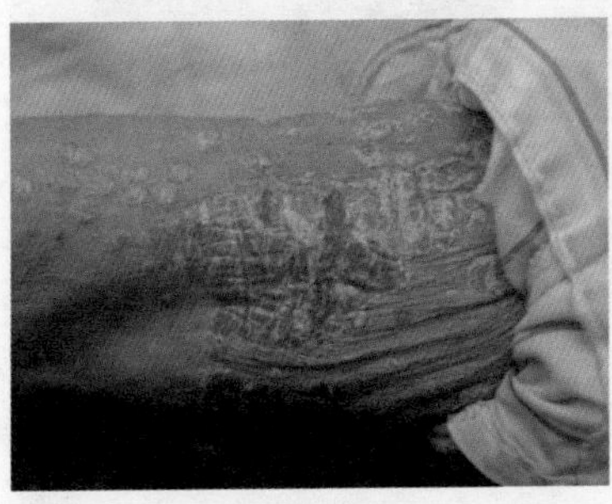

图 7-2 蒽林软膏引起局部皮疹处皲裂

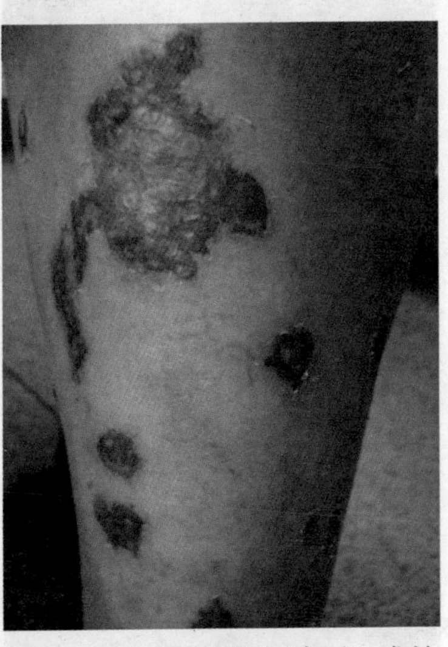

图 7-3 本患者患银屑病后，求治心切，外用“祖传秘方”后导致涂药部位出现溃疡（化学烧伤）

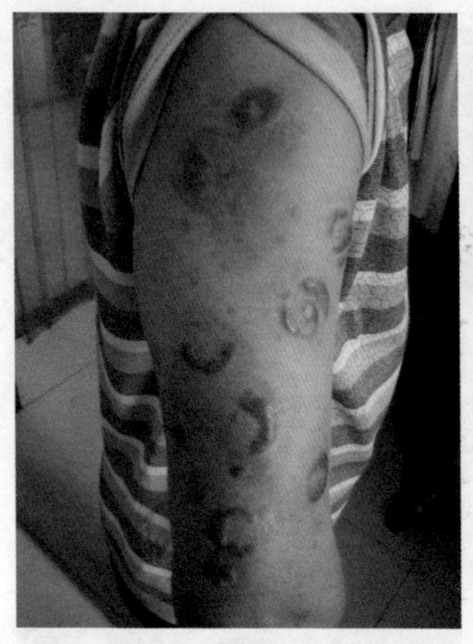

图 7-4　患者同上例，右上臂伸侧溃疡愈合后导致明显的瘢痕增生

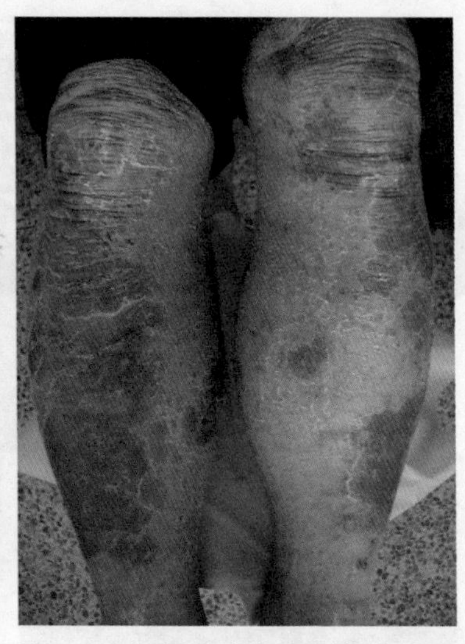

图 7-5　银屑病患者应用偏方“野芹菜”捣烂后外敷皮疹处，引起的接触性皮炎

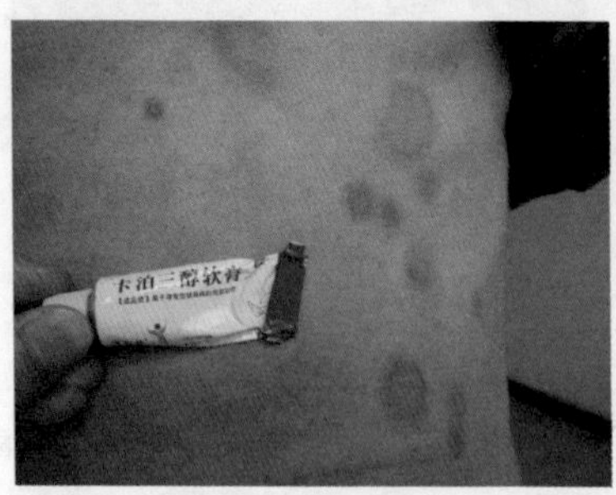

图 7-6　外用卡泊三醇后，皮疹及其周围出现红斑

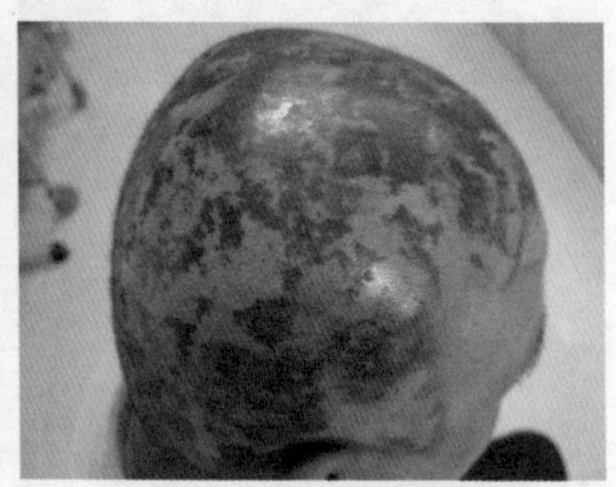

图 7-7　外用药导致皮疹局部染色

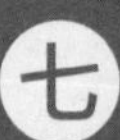

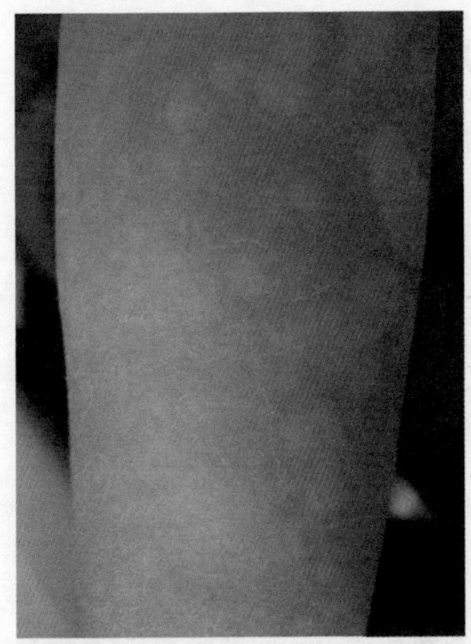

图 7-8 外用维 A 酸乳膏后致皮肤干燥、表皮剥脱

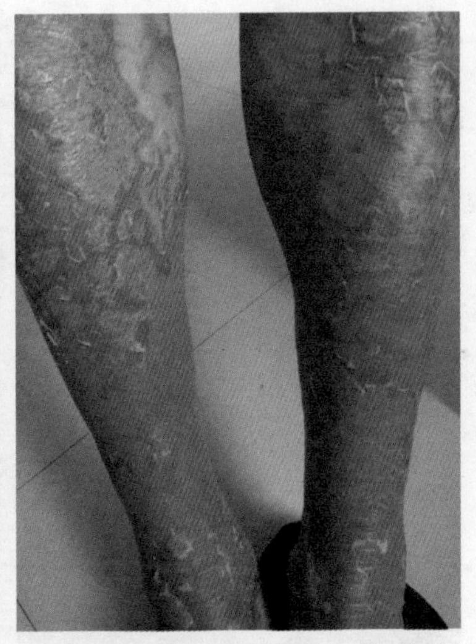

图 7-9 长期大剂量外用激素导致皮肤局部潮红、瘙痒、皮肤萎缩等

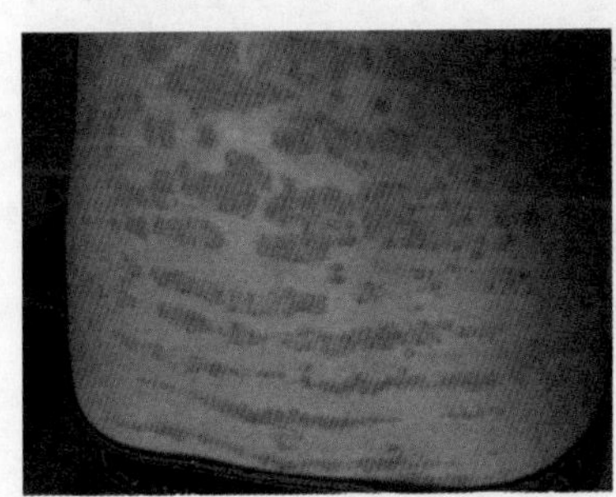

图 7-10 长期外用糖皮质激素类制剂，导致皮肤出现萎缩，形成萎缩纹

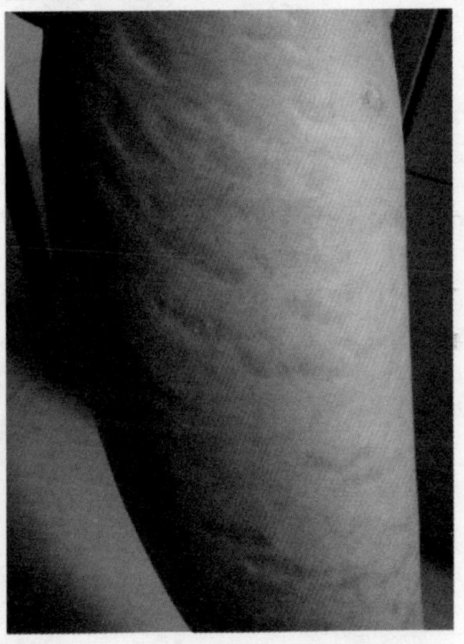

图 7-11 患者同上，小腿明显的萎缩纹，小腿仍可见到残存银屑病皮损

2. 紫外线治疗银屑病出现的反应

见图7-12至图7-15。

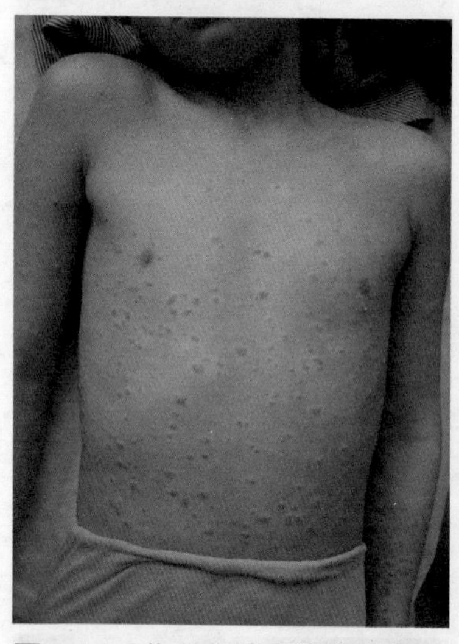

图 7-12　儿童急性点滴状银屑病半个月

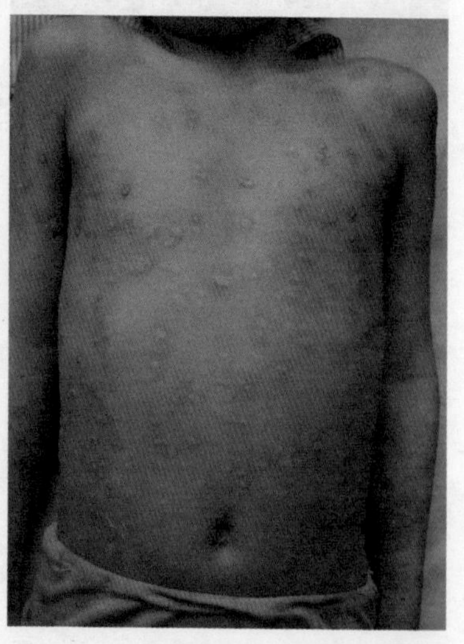

图 7-13　患者同上一例，在第 5 次紫外线光疗后出现明显红斑反应，皮肤略有灼热、瘙痒，伴痛感

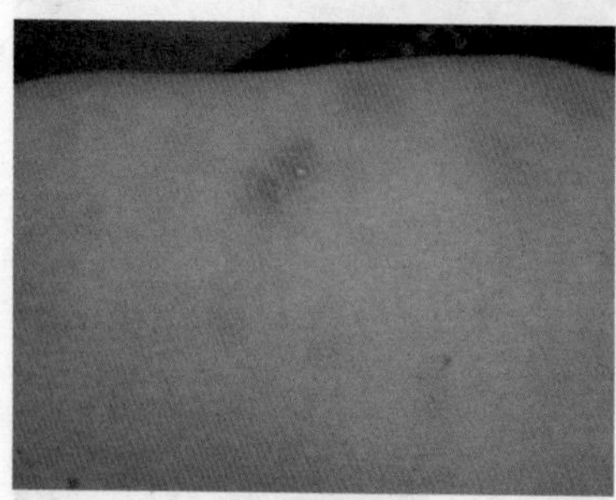

图 7-14　该银屑病患者，全舱 NB-UVB 照射后第 2 天起红斑、水疱

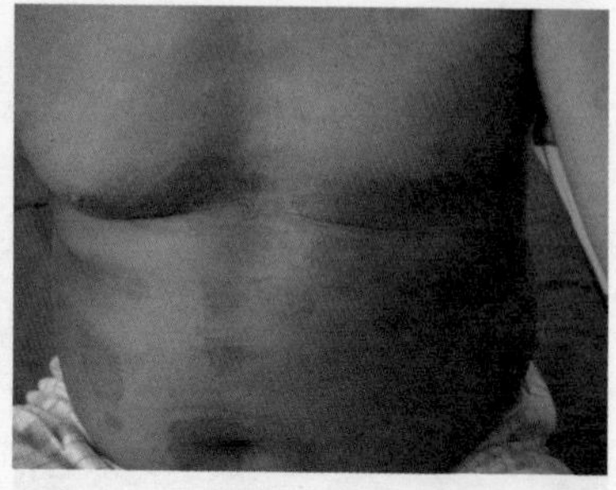

图 7-15　经光疗，皮疹已经基本消退，皮疹处和正常皮肤均出现明显的色素沉着，与光疗有关

3. 银屑病临床治愈后的色素变化

见图7-16至图7-19。

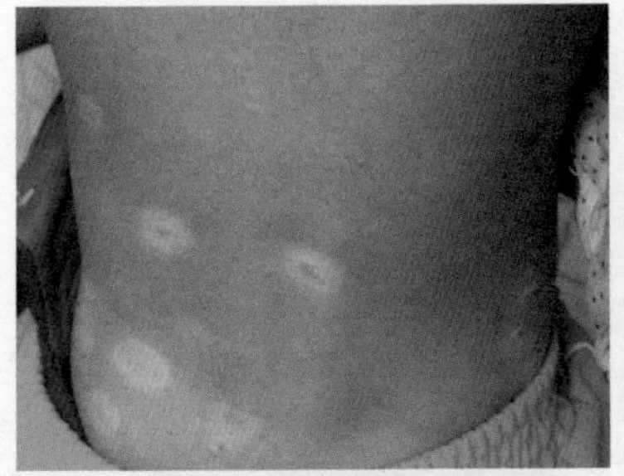

图 7-16 经中药治疗后，大部分皮疹已经消退，留下色素减退斑

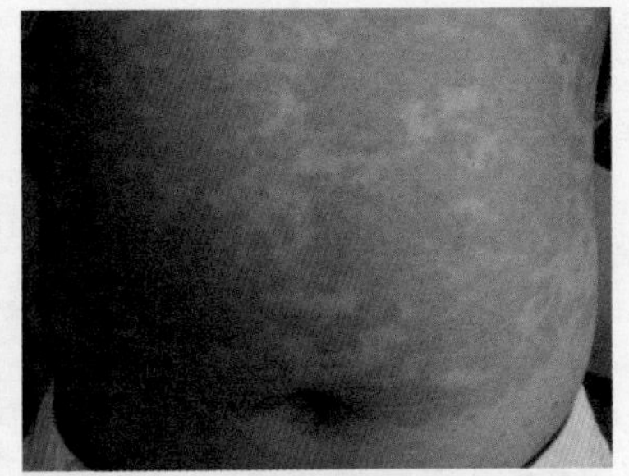

图 7-17 银屑病已愈，显示的是腹部的色素沉着斑片，而且有时消退很慢

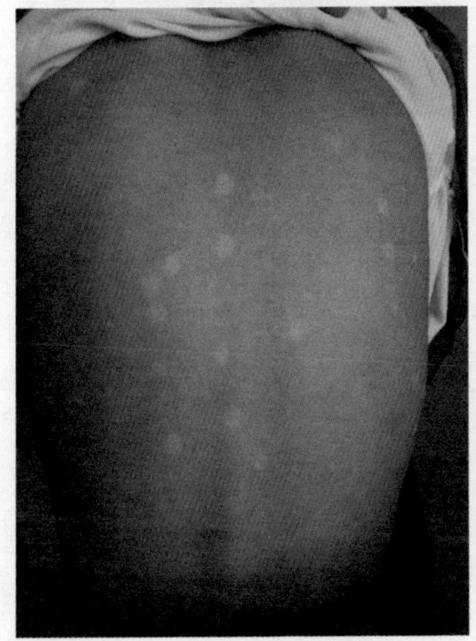

图 7-18 银屑病皮疹消退后，留下色素减退斑，这种情况更多见于中药治疗的患者

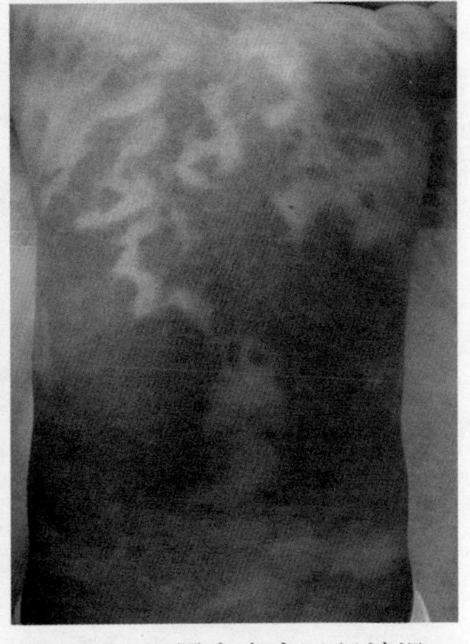

图 7-19 银屑病皮疹已经消退，留下明显的色素沉着斑。这种现象与肤色有关，但更多见于西药治疗或经光疗的患者

4. 银屑病治疗过程中出现的其他反应

见图7-20至图7-22。

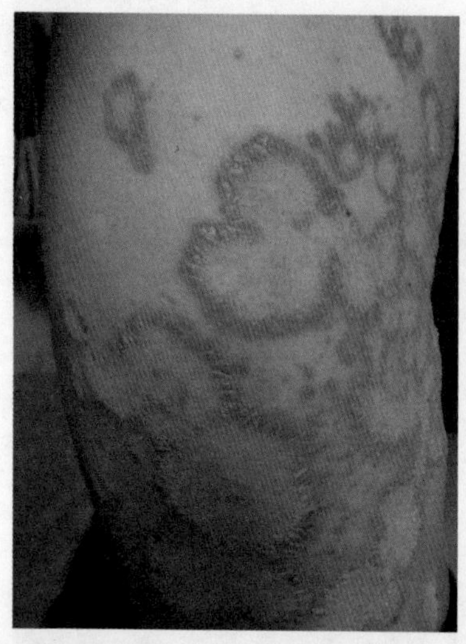

图 7-20 经治疗后，皮疹中央变薄、颜色变淡，说明病情在好转

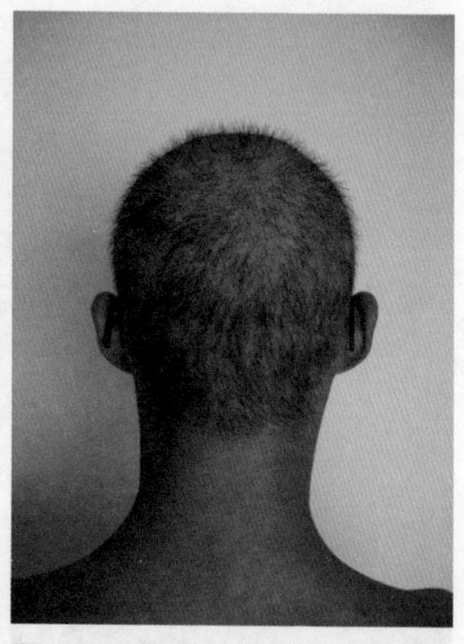

图 7-21 服不知名的中药药丸后导致毛发大部分脱落，可能与药丸内含抗肿瘤药物有关

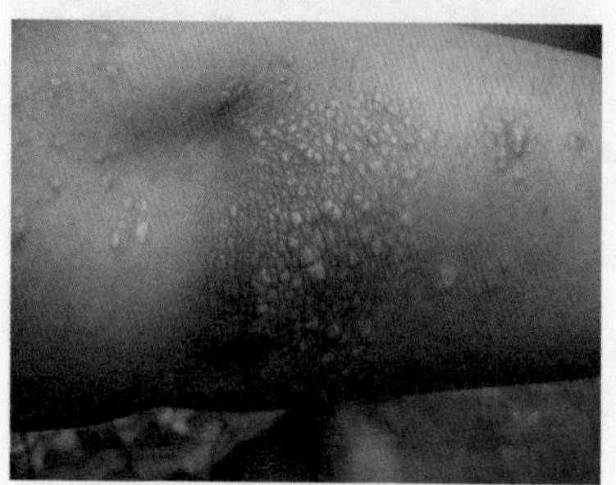

图 7-22 治疗后，原来皮疹经治疗已经消退，后来在原皮疹局部又出现红色或皮色的丘疹。该现象不多见，与治疗抵抗有关

5. 银屑病治疗前后对比照片

见图7-23至图7-38。

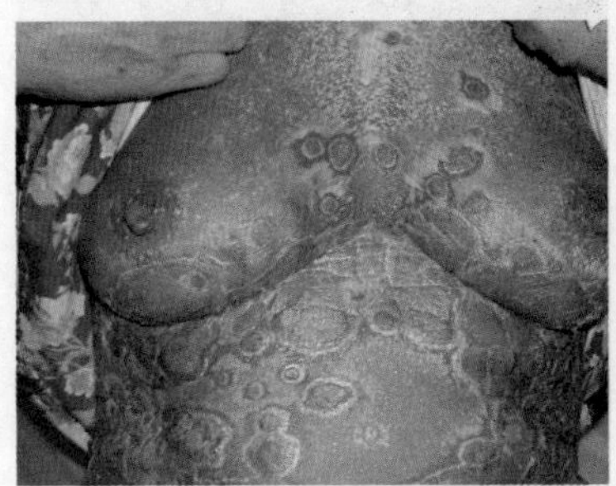

图 7-23 脓疱型银屑病，治疗前照片。胸部皮肤大面积潮红，有大量脓疱，部分脓疱融合成脓湖

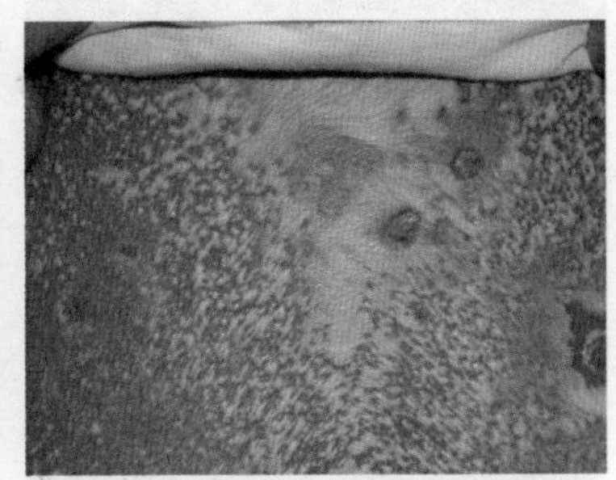

图 7-24 患者同上一例，胸部皮疹照片放大后，脓疱更明显

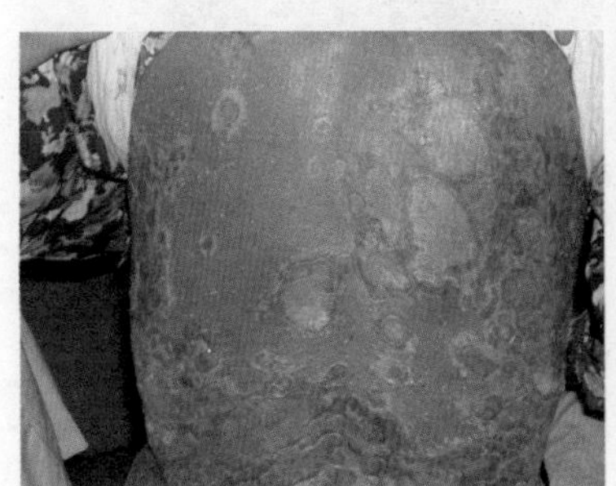

图 7-25 患者同上一例，此照片为患者背部皮疹的表现

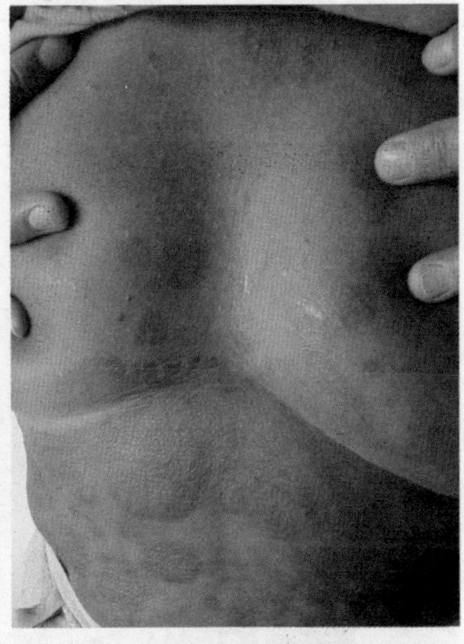

图 7-26 患者同上一例，经治疗后皮疹已经消退，留有色素沉着

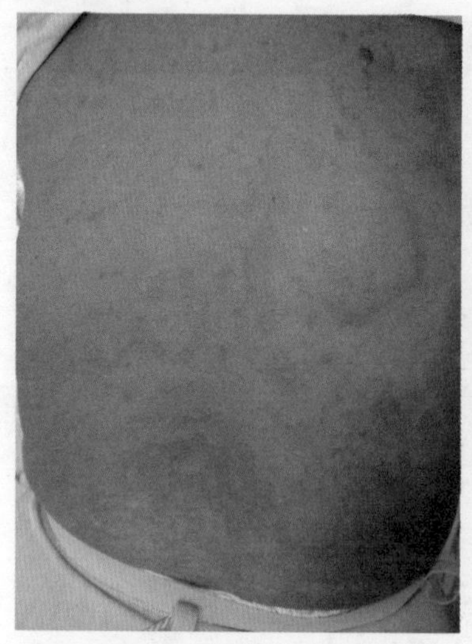

图 7-27 患者同上一例，经治疗后背部皮疹已经消退

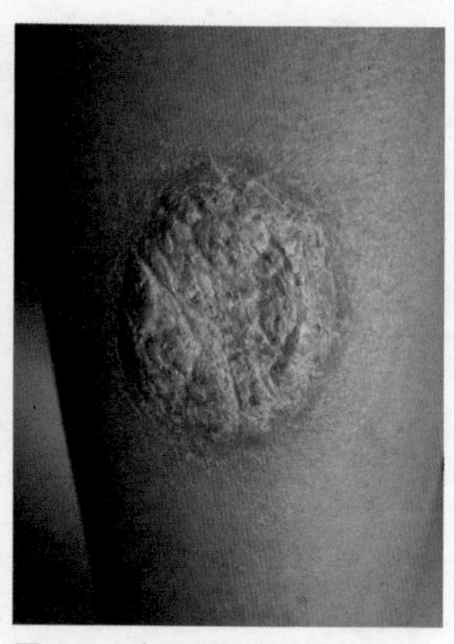

图 7-28 小腿局限性银屑病皮疹，治疗前照片。患者，女，7 岁，病史 2 年，用中药内服汤剂治疗，没用外用药

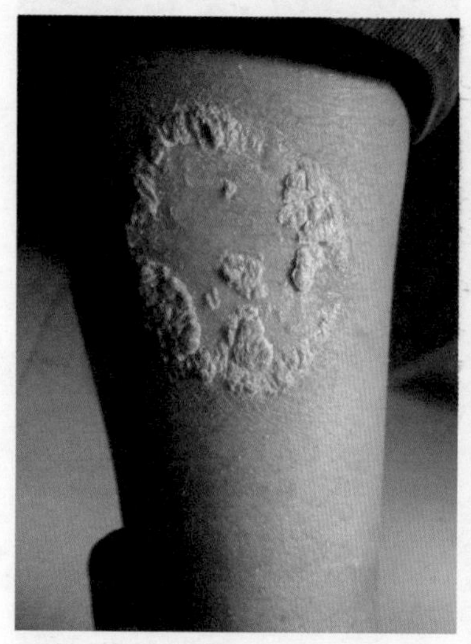

图 7-29 患者同上一例，治疗 45 天后，皮疹中央明显变薄、变淡，原皮疹基底暗红色，已变为正常肤色

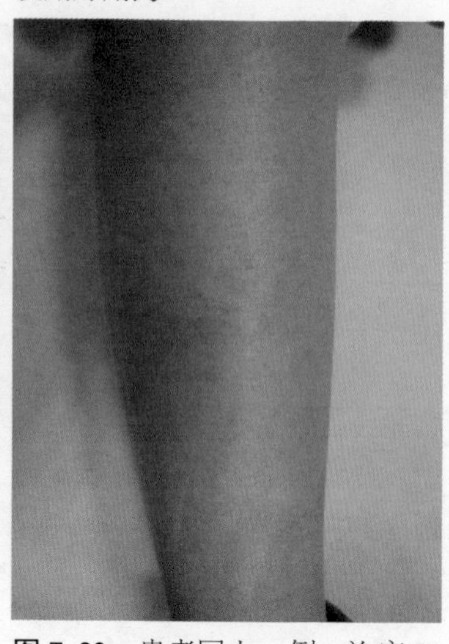

图 7-30 患者同上一例，治疗 70 天时，皮疹已经完全消退

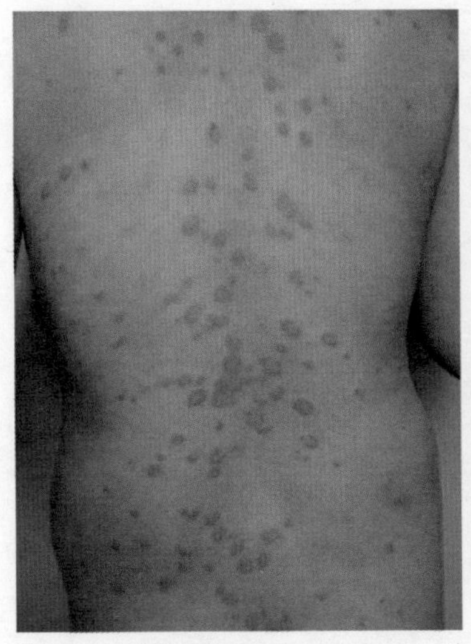

图 7-31　斑块状银屑病治疗前

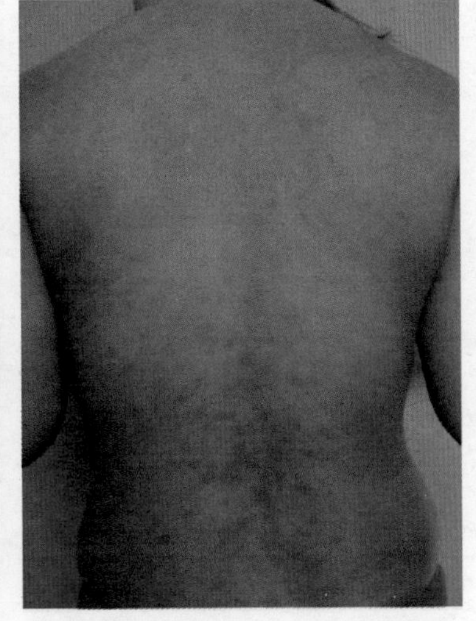

图 7-32　患者同上一例，治疗后皮疹消退

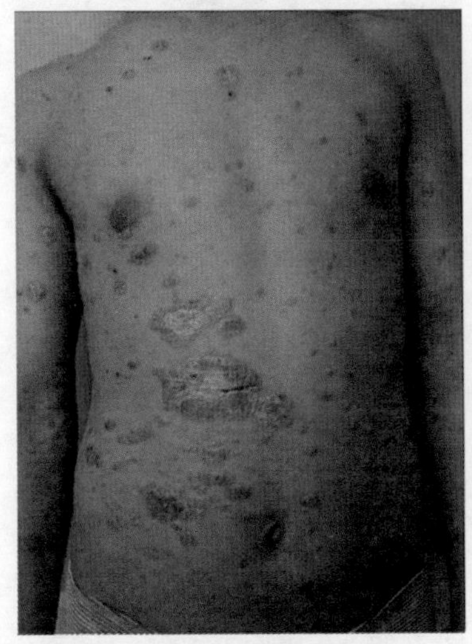

图 7-33　斑块状银屑病治疗前

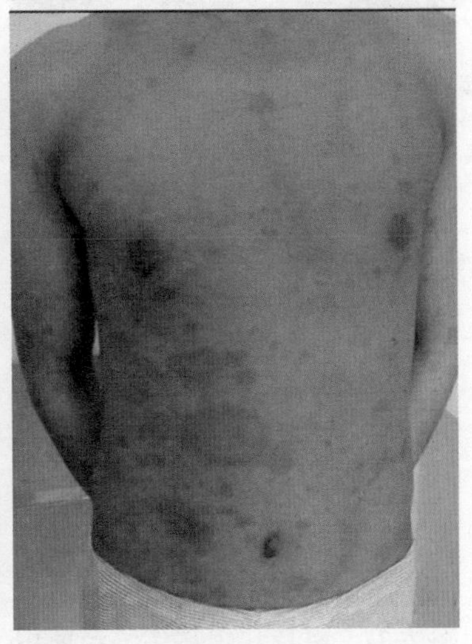

图 7-34　患者同上一例，皮疹消退，留下色素沉着

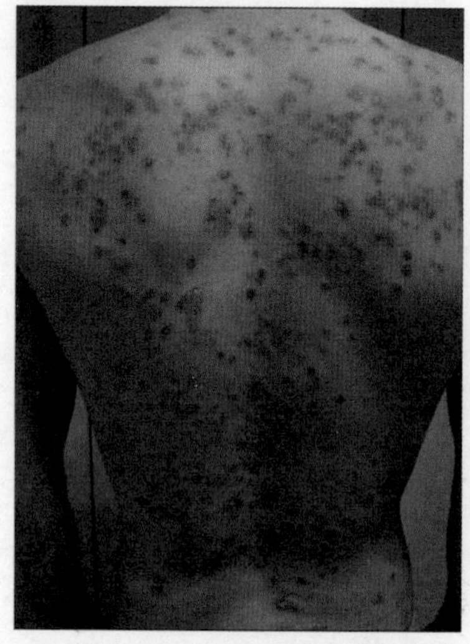

图 7-35 急性斑块状银屑病治疗前

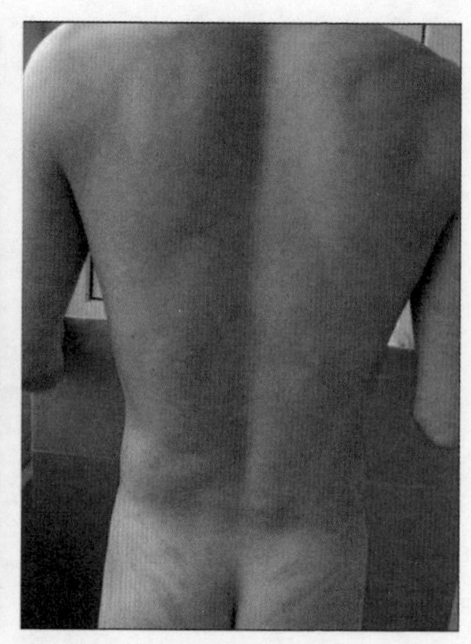

图 7-36 患者同上一例，治疗后皮疹全部消退

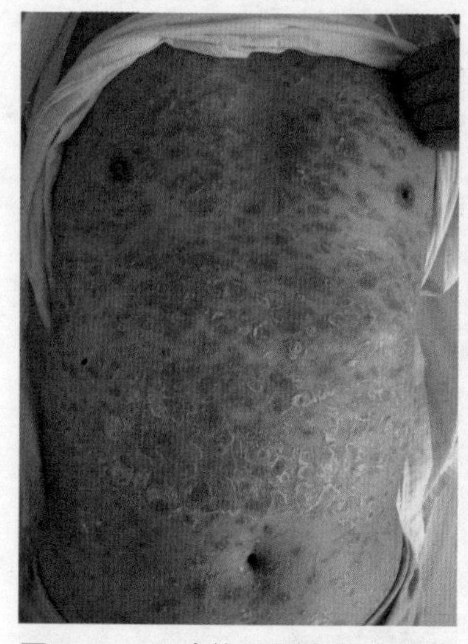

图 7-37 斑片状银屑病治疗前皮疹面积广泛

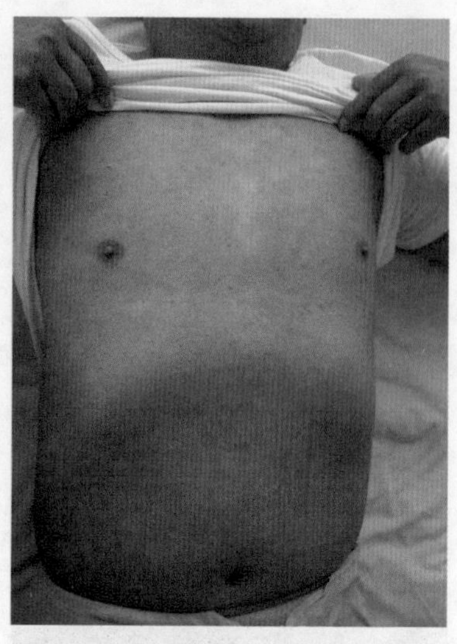

图 7-38 患者同上一例，治疗后皮疹消退

八 银屑病中医治疗效验病例

病例1：血分热毒，外发肌肤

邢某，男，17岁，2013年9月3日来诊。该患者患银屑病已经5~6年。曾发作3次，其间曾治愈，有2年未见反复。此次复发原因不详，自诉可能与感冒、咽痛有关。来诊时，已在其他医院接受治疗，服用“阿维A、雷公藤片、罗红霉素、消银颗粒”等，外用“卡泊三醇、复方丙酸氯倍他索乳膏”等药物，效果不佳。当时皮疹表现为，全身红色丘疹、斑块，上覆较厚的鳞屑。下肢有小斑块，不痒。舌偏红，苔薄，脉略弱。平时挑食，无其他不适。

辨为血分毒热，外发肌肤。宜清热解毒、凉血活血，中药选用生地黄、麦冬、玄参、石膏、知母、牡丹皮、赤芍、白花蛇舌草、生枳壳、水牛角（先煎）、栀子等，煎汤剂，每日1剂。嘱患者停用已使用的药物，包括外用药。清淡饮食，注意劳逸结合。

治疗1个月后，皮疹面积扩大，但颜色明显变淡，皮疹中央变淡变薄。患者信心大增。上述方剂随证加减，坚持治疗3个月余皮疹全部消退。次年秋季拍照，未见反复（图8-1至图8-12）。

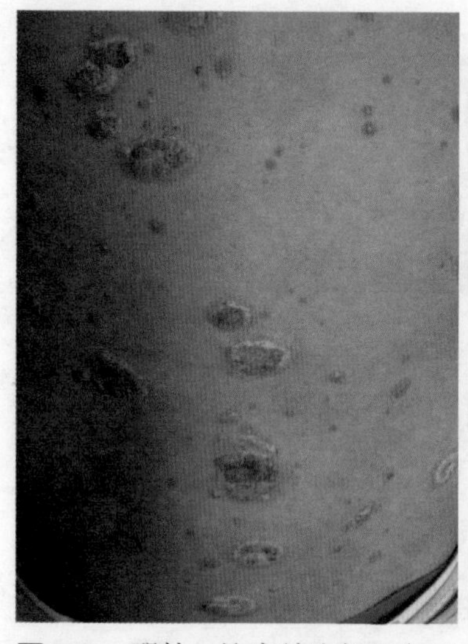

图 8-1　邢某，治疗前胸部红色丘疹斑块，上覆鳞屑，不断有新发的皮疹。病情处于进展期

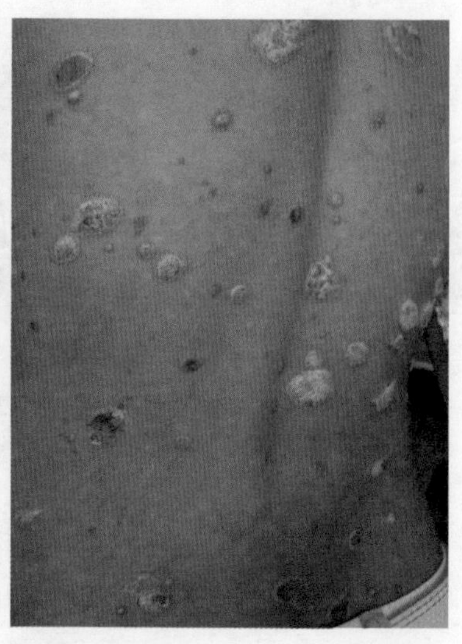

图 8-2　邢某，治疗前背部皮疹表现

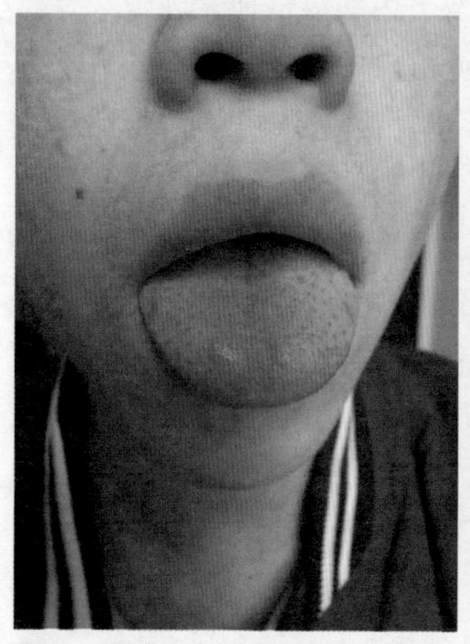

图 8-3　邢某，治疗前舌象照片

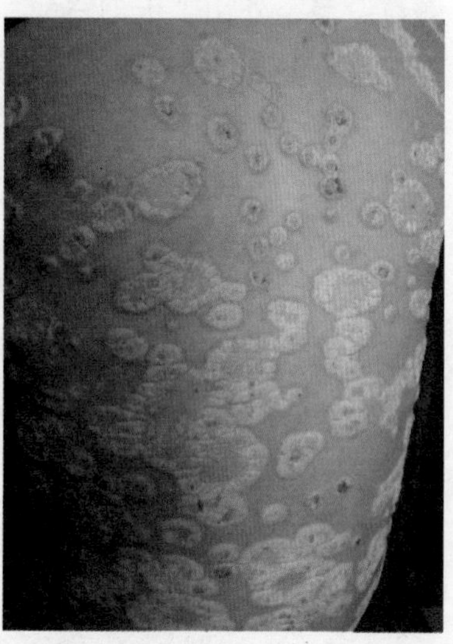

图 8-4　邢某，治疗 1 个月余，皮疹面积扩大，但皮疹颜色变淡，中央有消退趋势

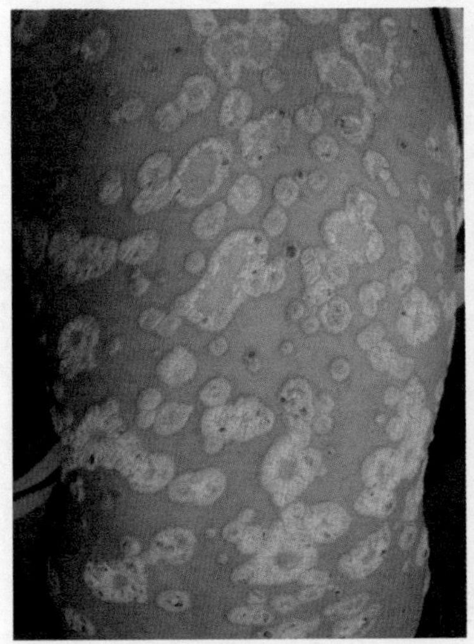

图 8-5 邢某，治疗 1 个月余，背部皮疹已开始好转

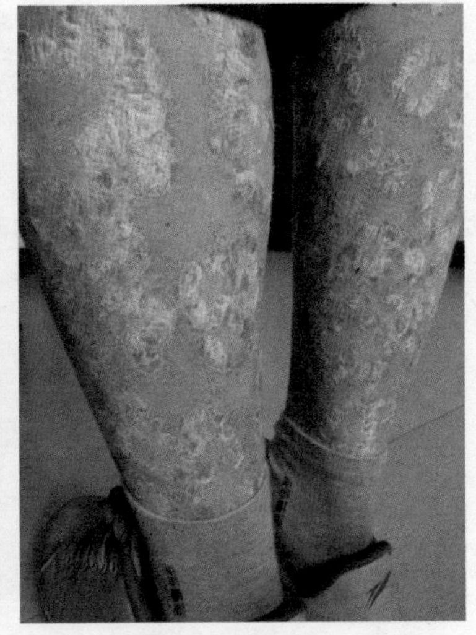

图 8-6 邢某，治疗 1 个月余时，小腿屈侧的皮疹照片

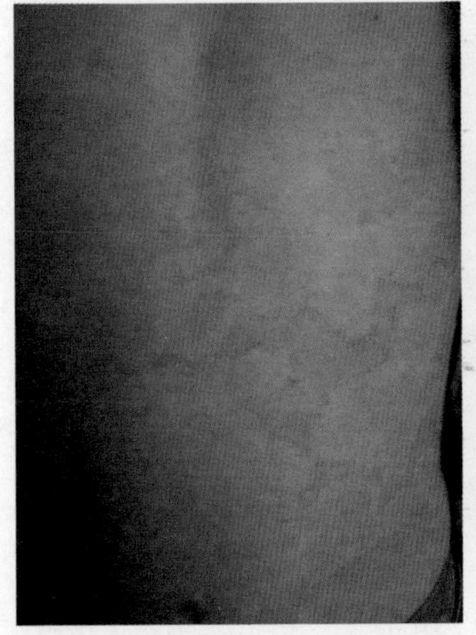

图 8-7 邢某，治疗 3 个月时，皮疹已基本消退，原皮疹周围有淡红色斑点呈地图状

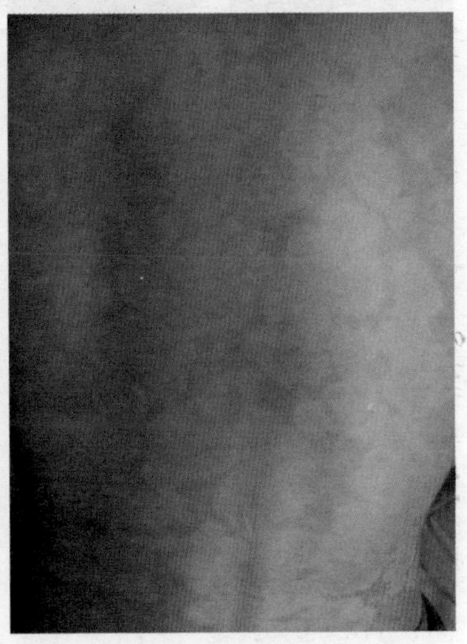

图 8-8 邢某，治疗 3 个月时，背部皮疹已经消退，留下色素减退斑

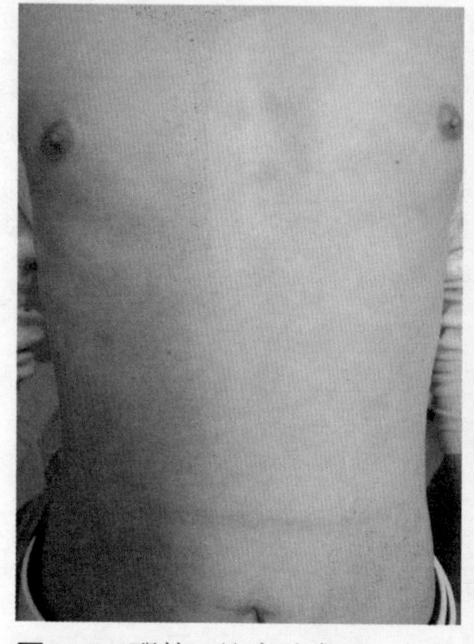

图 8-9　邢某，治疗结束后 1 年的照片（腹部）

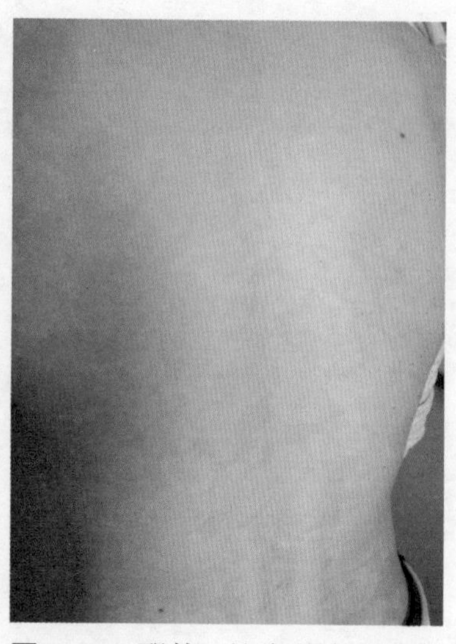

图 8-10　邢某，治疗结束后 1 年的照片（背部）

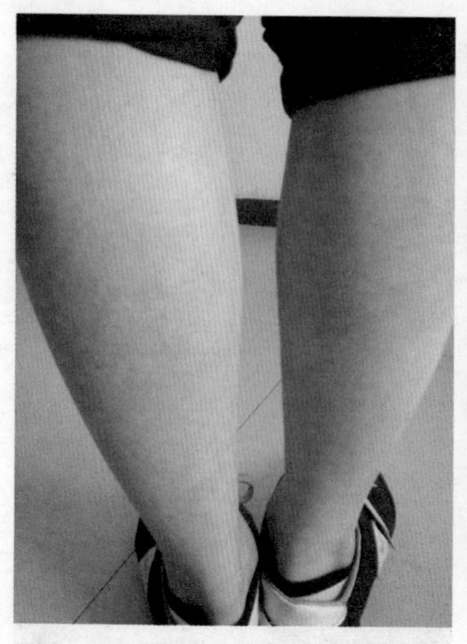

图 8-11　邢某，治疗结束后 1 年的照片（小腿屈侧）

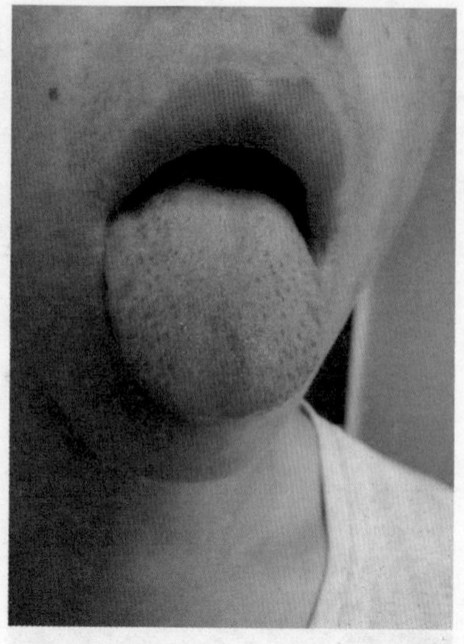

图 8-12　邢某，治疗结束后 1 年，舌象照片

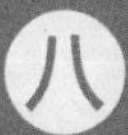

病例 2：阳虚，湿热夹瘀血

杨某，男，52岁，建筑工人。头皮鳞屑性斑块伴轻痒20余年，2013年4月14日来诊。

患者患病后曾在多家医院就诊治疗，均被诊断为银屑病，用过多种药物，曾肌内注射过“曲安奈德注射液、平阳霉素等”，外用乐肤液、恩肤霜等，也曾口服中药汤剂达6个月之久，治疗有效，但易反复。冬季加重，夏季减轻。患者诉时有胃胀、体倦，易上火，“常口干、苦，咽痛”。

查体见：头皮内或发际处大片鳞屑性斑块，束状发；躯干四肢可见散在点状丘疹，见少许鳞屑性小斑块，奥氏征（+）。舌淡胖、暗瘀斑，苔薄腻，脉弦。

根据以上情况，辨为阳虚，湿热夹瘀血；治则以温阳健脾除湿、凉血解毒为主，以炒桃仁、红花、干生地黄、当归、赤芍、黄芪、黄芩、鬼箭羽、黄柏、熟附子、桂枝、桔梗、僵蚕、白芷、乌梢蛇、地龙等组方，内服散剂治疗（上述中药打细粉，温水送服，每次6g，每日3次）。为什么用散剂？患者常年在外地打工，没条件煎煮中药汤剂。嘱患者停用一切外用药。坚持内服散剂，治疗3个月后头皮、背部斑块变薄、中央有变平变淡趋势。前方加减治疗6个月后皮疹基本消退。随访2年未见复发（图8-13至图8-19）。

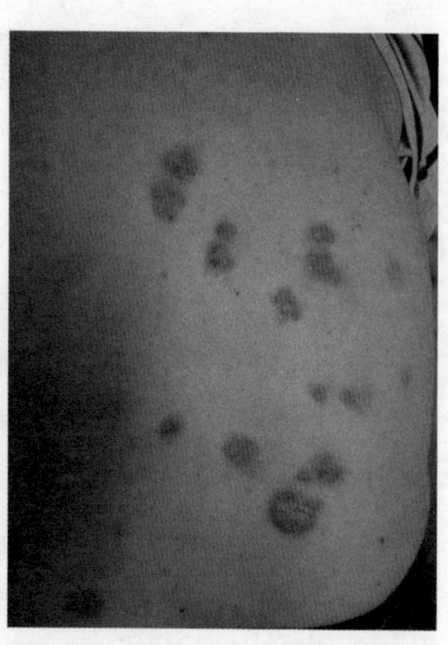

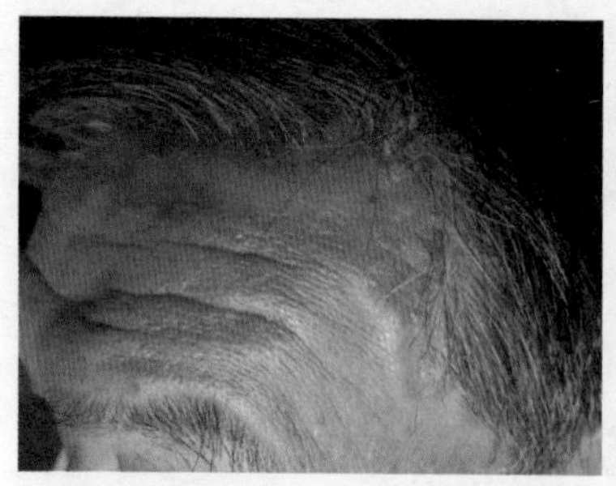

图 8-13　杨某，治疗前，头皮发际处红色斑块鳞屑皮损

图 8-14　杨某，治疗前，背部红色斑块鳞屑皮损，呈钱币状

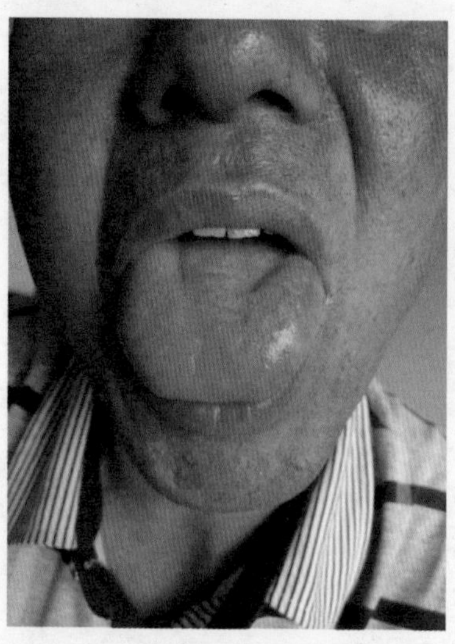

图 8-15　杨某，治疗前舌象照片

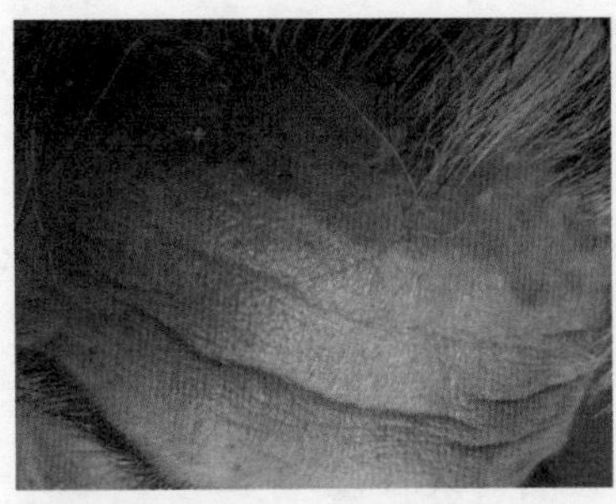

图 8-16 杨某，治疗 3 个月后，皮疹变薄变淡，鳞屑减少

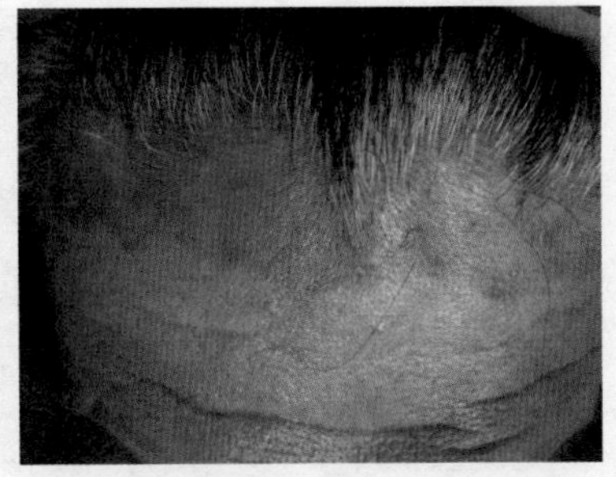

图 8-17 杨某，治疗 6 个月后，皮疹基本消退，留下色素沉着

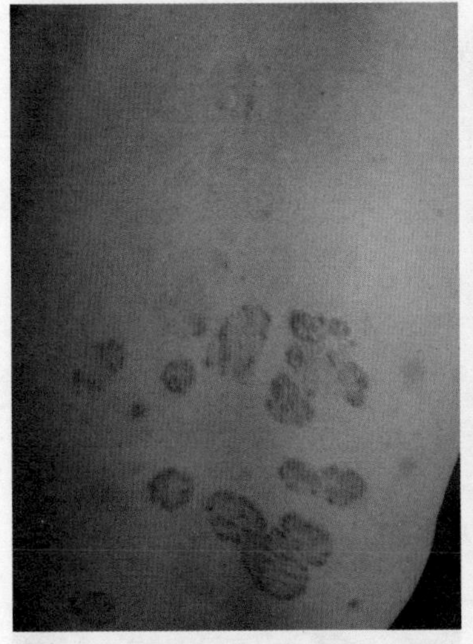

图 8-18 杨某，治疗 3 个月后，背部的皮疹中央开始消退、变薄变淡，鳞屑减少

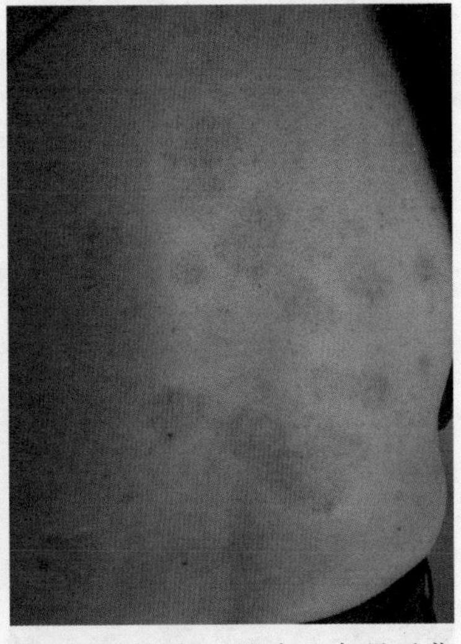

图 8-19 杨某，治疗 6 个月后背部皮疹已经消退

病例 3：脾虚，湿热蕴肤

徐某，女，6岁，河南内黄人。因全身皮肤起斑丘疹、鳞屑1个月来诊。其祖父有银屑病史。查体见患儿双侧扁桃体Ⅱ度肿大，舌淡红苔薄腻。家长诉患儿大便日1次、偏干。患儿病史比较简单，未经治疗用药。诊断为银屑病。

予清热凉血、健脾除湿类的中药治疗，内服中药汤剂，没有给外用药。中药选用生地黄、牡丹皮、赤芍、紫草、苍术、薏苡仁、连翘、白花蛇舌草、茯苓、炒麦芽等加减治疗，前后治疗3个月后皮疹消退。停药后1年随访，患者皮疹无反复（图8-20至图8-25）。

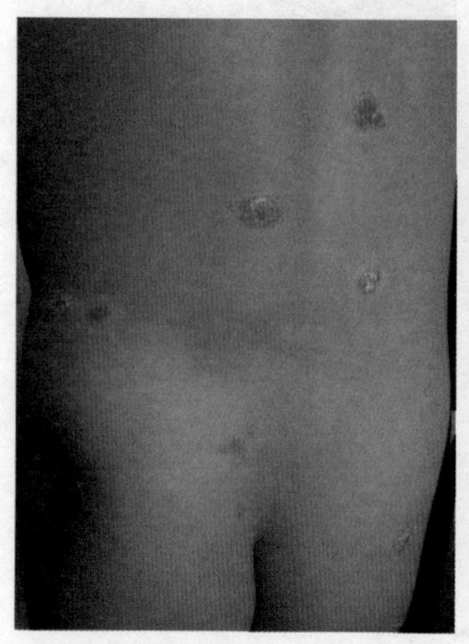

图 8-20 徐某，治疗前，腰背部皮疹，红色斑丘疹鳞屑，呈钱币状，处于进行期

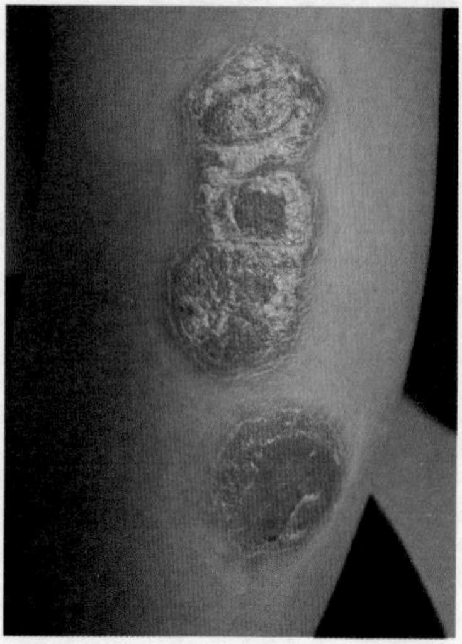

图 8-21 徐某，治疗前，小腿皮疹照片

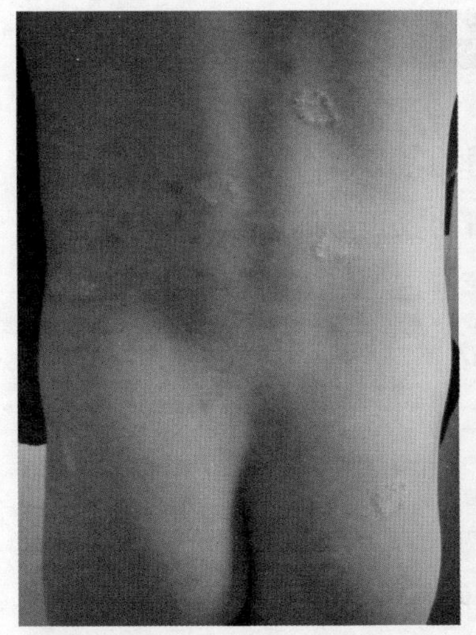

图 8-22　徐某，治疗 1 个月余后，皮疹颜色变淡变薄，皮疹中央开始明显消退

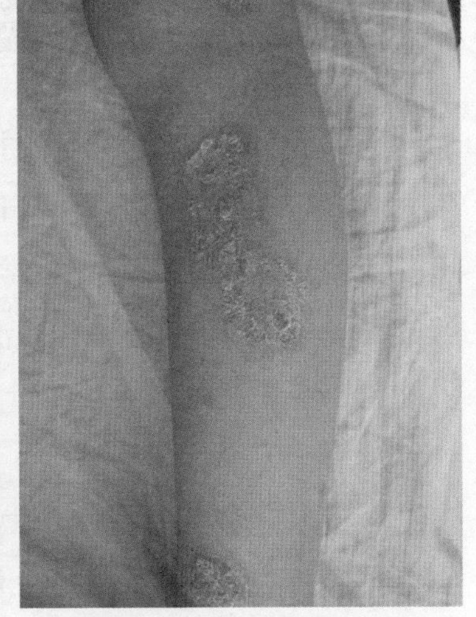

图 8-23　徐某，治疗 1 个月余后，小腿皮疹也在好转

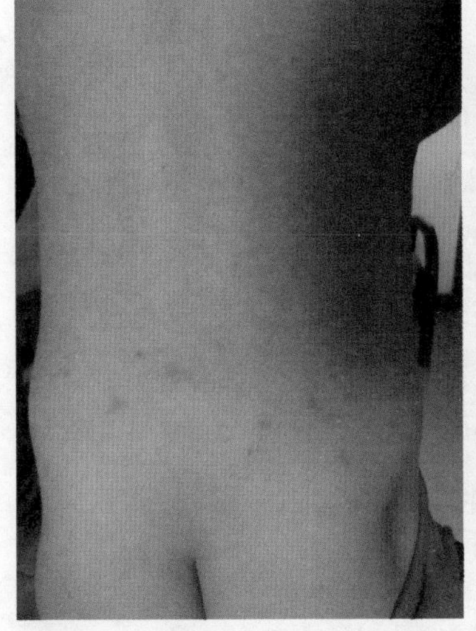

图 8-24　徐某，治疗 3 个月后，皮疹已经消退

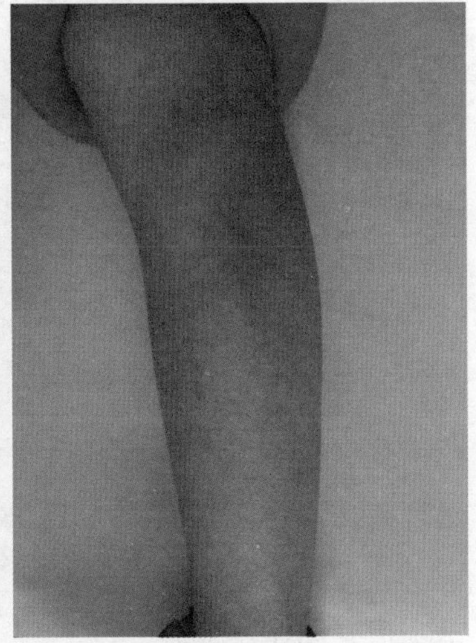

图 8-25　徐某，治疗 3 个月后小腿的皮疹已经消退

病例 4：气血虚兼郁热

王某，女，21岁，河北永年县人。全身鳞屑性红斑15年，加重6个月，2012年9月3日由家长陪同来诊。家长叙述，患者6岁发病，因自卑仅上小学至三年级，几乎每年都到医院就诊，坚持服药治疗，最长一次曾连续服中药汤剂超过2年，仍效果欠佳。

皮疹表现为头皮、躯干、四肢暗红片状斑丘疹，鳞屑多。诊断为寻常型银屑病。患者诉素日畏寒，手足逆冷，口中有异味，纳差，易疲乏，大便不干，但3~4天1行，小便如常，月经规律，量少、无痛经，但有血块；舌淡舌尖红苔白腻；脉细弱。

患者祖父、祖母过度溺爱患者，平时娇生惯养严重，患者白天可能中午12点才起床，晚上12点还不睡觉；饮食不规律，有时一天吃1顿，有时一天仅吃零食，曾连续1个月几乎只吃方便面；几乎不参加劳动、体育锻炼，常常在家看电视、玩手机游戏，很少参加社交活动等，现无工作。

治疗本例患者需要全身心、多系统调整，效果才能持久。如果不纠正患者的生活习惯，不着眼于改善体质，仅仅服药治疗，很难取得长远满意效果。经耐心解释、沟通，家长表示理解，患者愿意配合治疗。在以后的治疗过程中，每次复诊都会问及患者的生活习惯情况、参加体育锻炼、饮食情况等，以督促其纠正、调整。

另外，采用气血双补、兼清郁热的辨证思路，未用外用药。中药用十全大补汤加小剂黄连解毒汤，加少量理气药解郁。药用熟地黄、生地黄、当归、赤芍、川芎、茯苓、生白术、党参、黄芪、黄连、栀子、黄柏、黄芩、炙甘草、香附、陈皮等加减，服药2个月头皮红斑鳞屑变淡变薄，全身暗紫红色斑丘疹中央开始有消退趋势。随着坚持配合，疗效越来越好。治疗5个月，皮疹已经全部消退。后巩固治疗2个月。次年电话随访，家长告知，患者到天津打工了，病情一直很稳定，没有反复。

本病例说明，部分银屑病长久不愈可能与不良的生活习惯、生活不规律导致免疫紊乱有关，皮肤科医师要对患者的饮食习惯、体质状态、生活起居等加以指导，适当配合药物治疗，促进疾病早日康复，往往能取得较满意的长远疗效（图8-26至图8-36）。

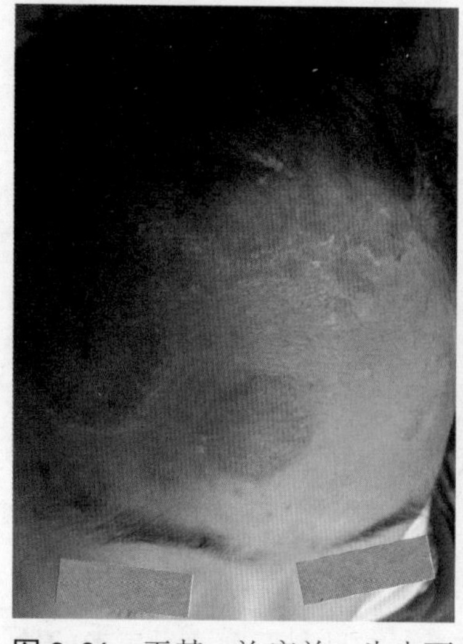

图 8-26　王某，治疗前，头皮面部红色斑块鳞屑皮损

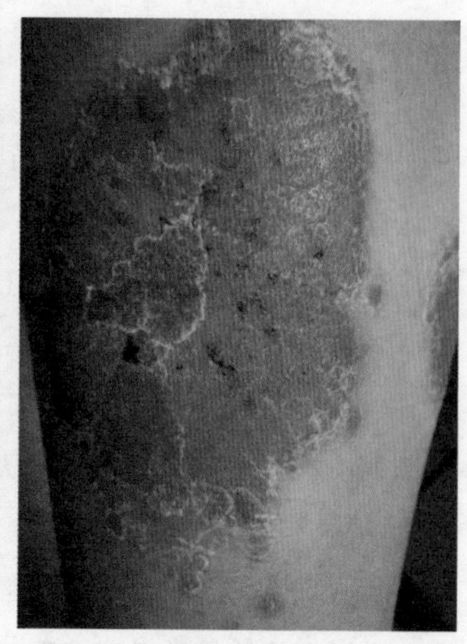

图 8-27　王某，治疗前，小腿红色斑块鳞屑皮损，呈大斑块状

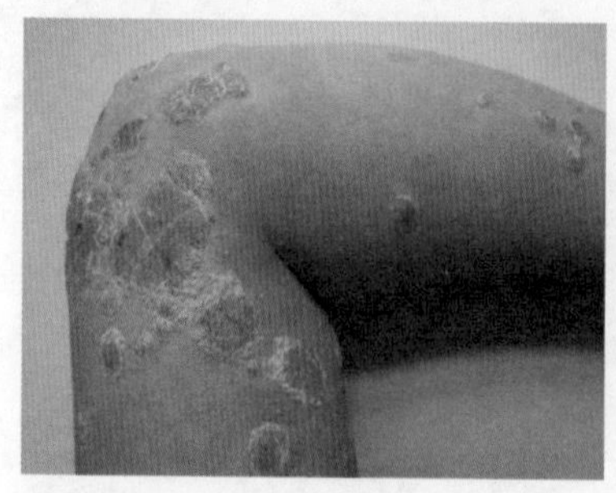

图 8-28　王某，治疗前，上肢暗红色斑块鳞屑皮损，大小不一

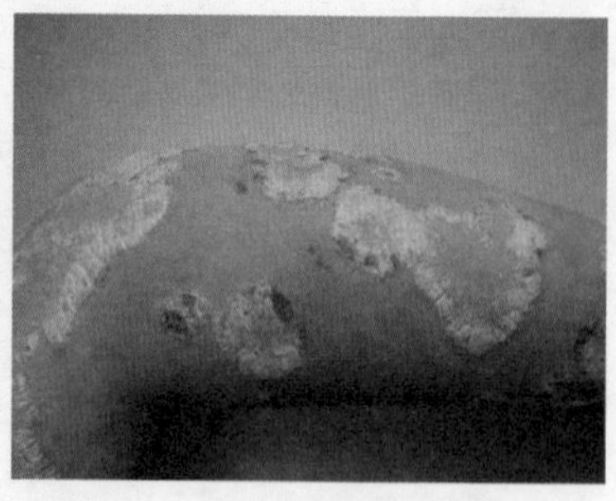

图 8-29　王某，治疗 2 个月后，皮疹颜色变淡，皮疹中央开始消退，留下原皮损周边有鳞屑斑块呈环状

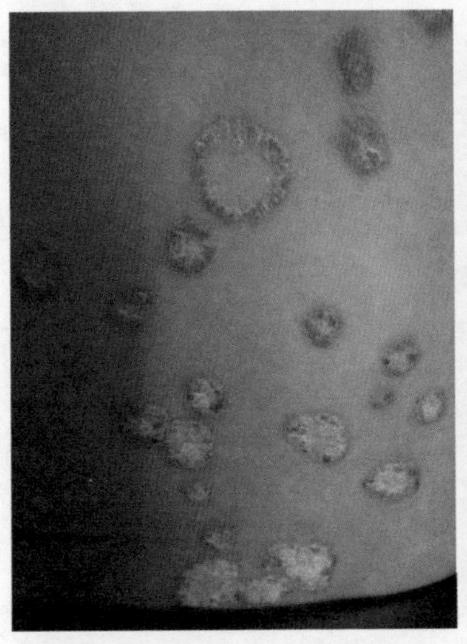

图 8-30 王某，治疗 2 个月后，背部皮疹中央开始消退

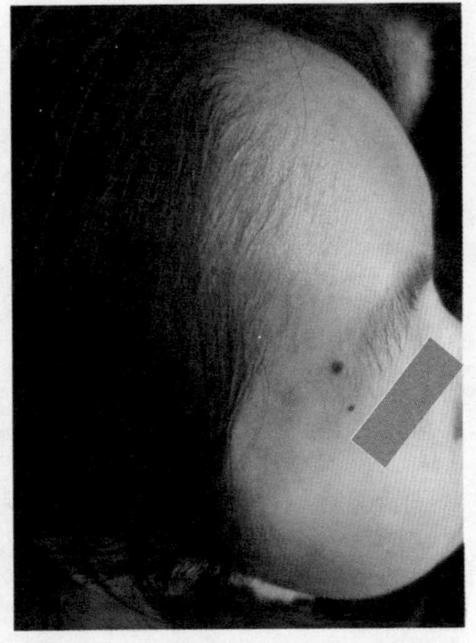

图 8-31 王某，治疗 6 个月时，皮疹已经消退

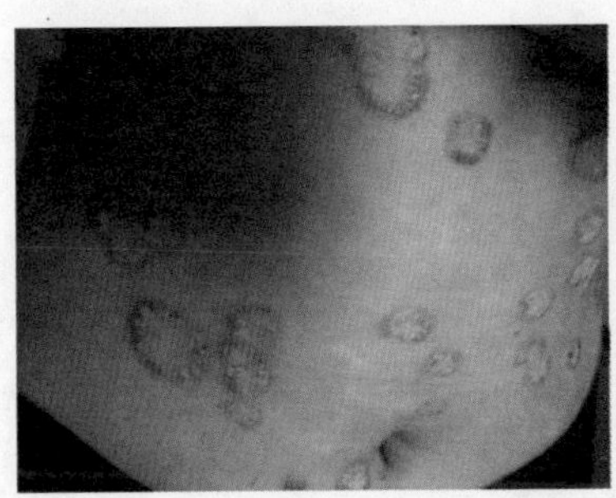

图 8-32 王某，治疗 2 个月后，治疗有效，腹部皮疹中央开始消退

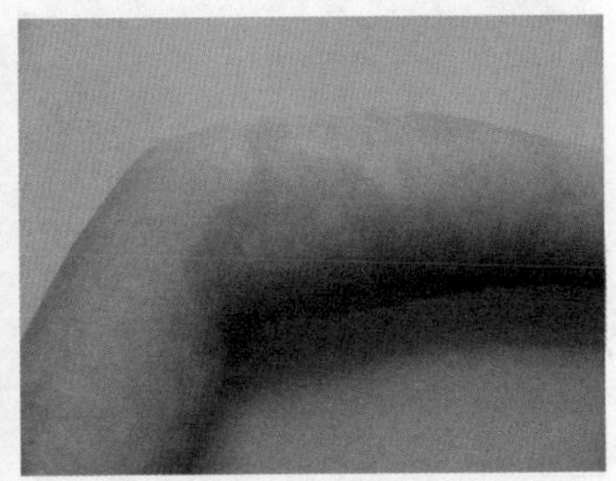

图 8-33 王某，治疗 6 个月时，上肢皮疹已经消退，留有色素减退斑

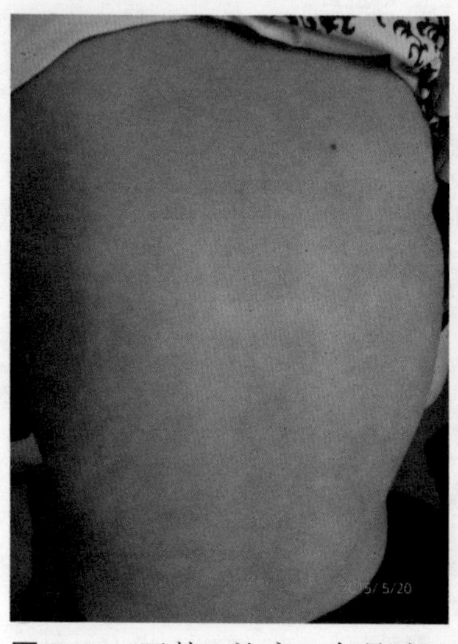

图 8-34　王某，治疗 6 个月时，背部皮疹已经消退

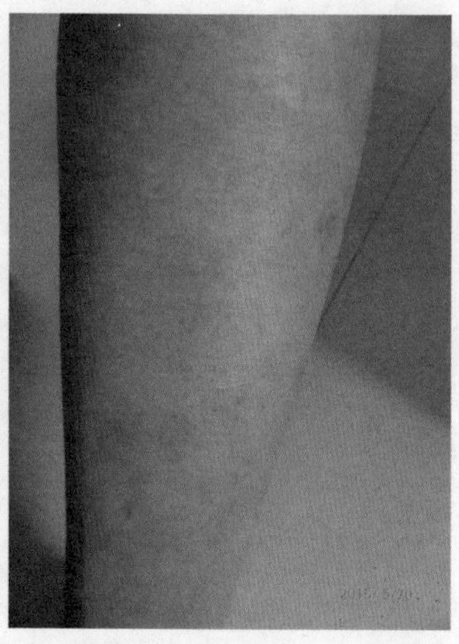

图 8-35　王某，治疗 6 个月时，小腿皮疹已经消退

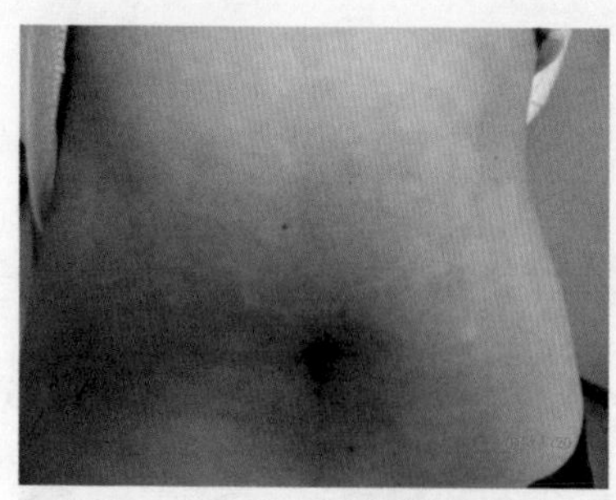

图 8-36　王某，治疗 6 个月时，皮疹已经消退

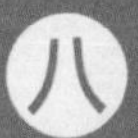

病例5：血热夹湿

赵某，男，9岁。河北磁县人，2015年1月10日来诊。

家长代诉：患儿全身皮肤出点滴状皮疹伴瘙痒1年，加重1个月来诊。曾在安阳某部队医院皮肤科诊断银屑病，曾用复方甘草酸苷等药物治疗（具体药物不详）。口服美能片或多种中成药（药名不详），行药浴和紫外线光疗，治疗有效，但停药后不久反复。家长因为疾病控制不理想，所以带患儿来诊。

就诊时，皮疹主要是全身分布的红色或淡红色斑点，上覆鳞屑，时有瘙痒，部分皮疹有同形反应。下肢暗红色或淡红色斑点或斑丘疹较多。舌淡红苔白腻，脉沉。

辨为血热夹湿。处方以紫草、漏芦、黄芩、陈皮、土茯苓、白花蛇舌草、鸡矢藤、泽泻、生地黄、牡丹皮、薏苡仁、炒麦芽等清热凉血、除湿解毒治疗，服药1个月后大部分皮疹干燥、脱屑、基底不红，皮疹逐渐变薄变淡。处方适当加减，治疗3个月，皮疹就基本消退了。嘱患者避免感冒，勿挑食，增强体质等，随访观察1年没有复发（图8–37至图8–44）。

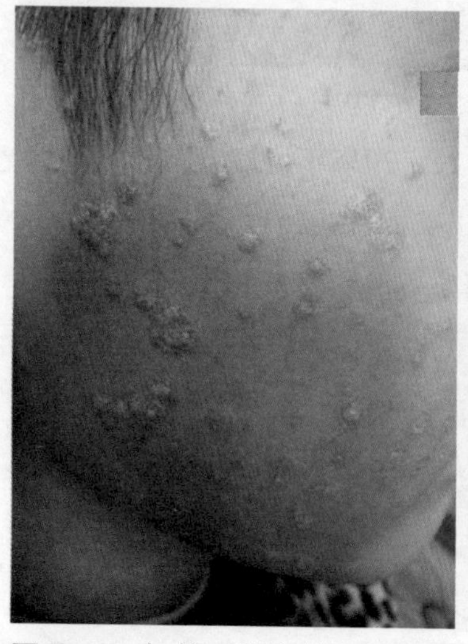

图 8-37　赵某，治疗前右侧面部皮疹

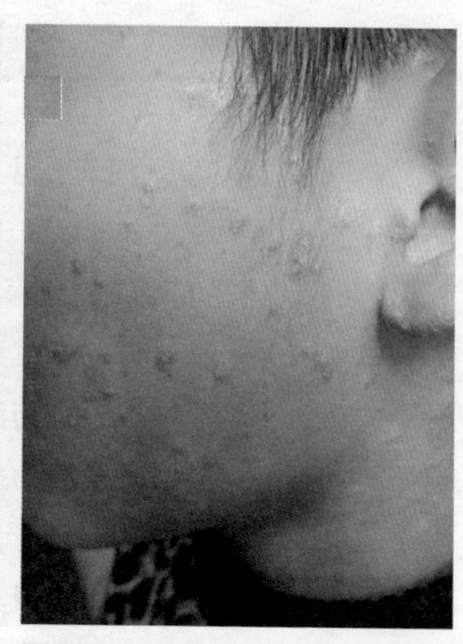

图 8-38　赵某，治疗前左侧面部皮疹

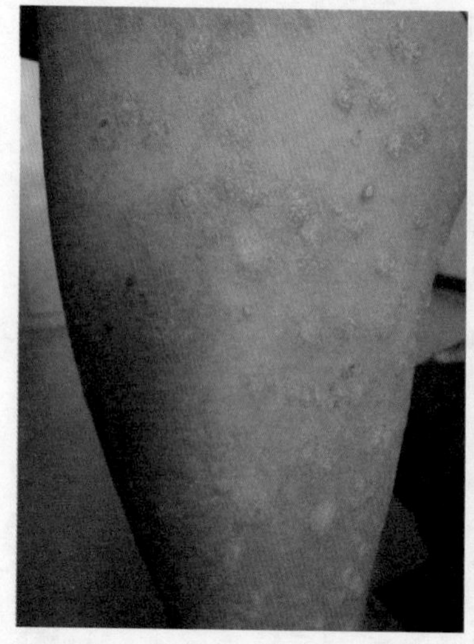

图 8-39　赵某，治疗前左股外侧皮疹

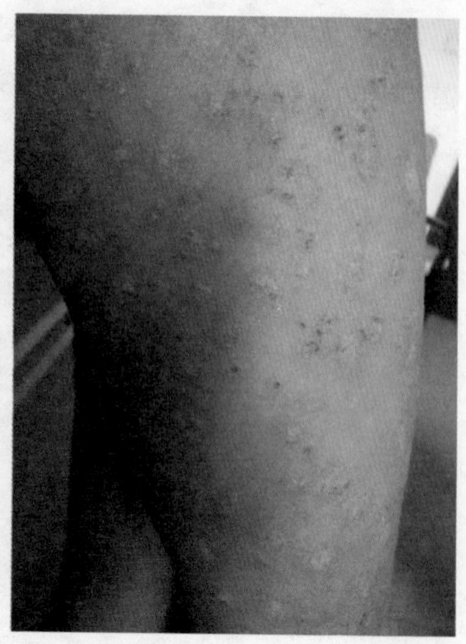

图 8-40　赵某，治疗前右股外侧皮疹

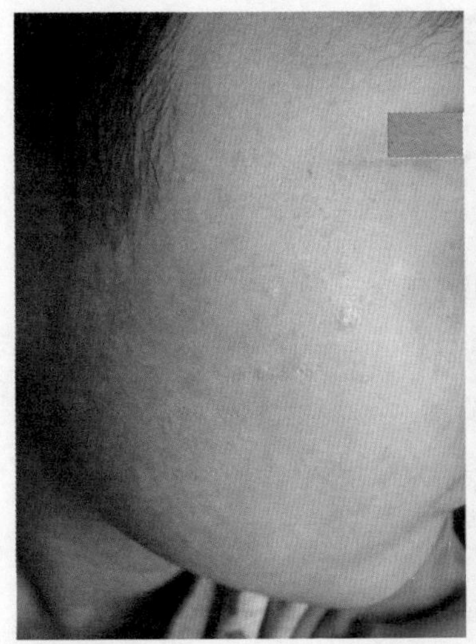

图 8-41 赵某，治疗后右侧面部皮疹已经消退

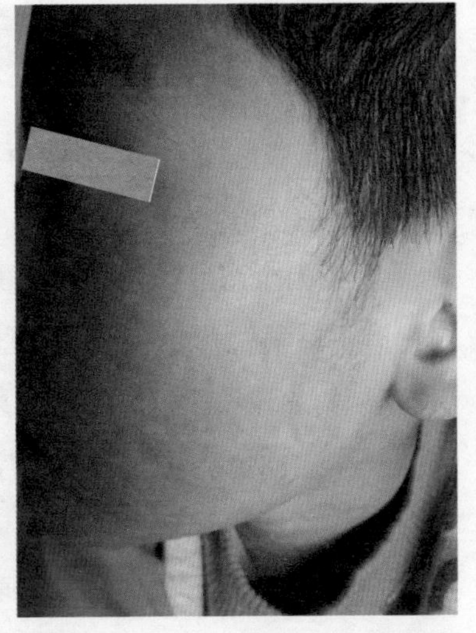

图 8-42 赵某，治疗后左侧面部皮疹已经消退

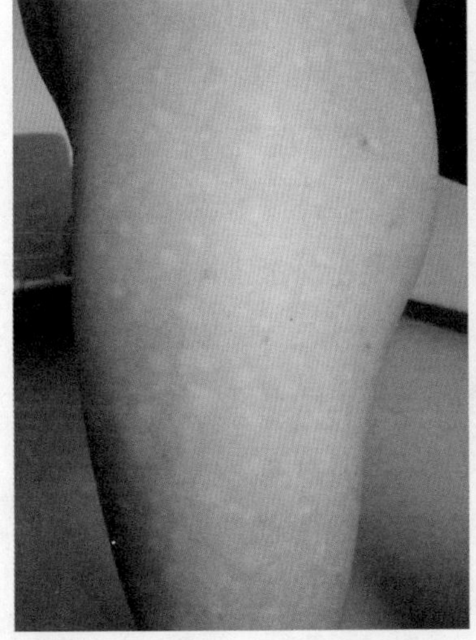

图 8-43 赵某，治疗后左股外侧皮疹已经消退

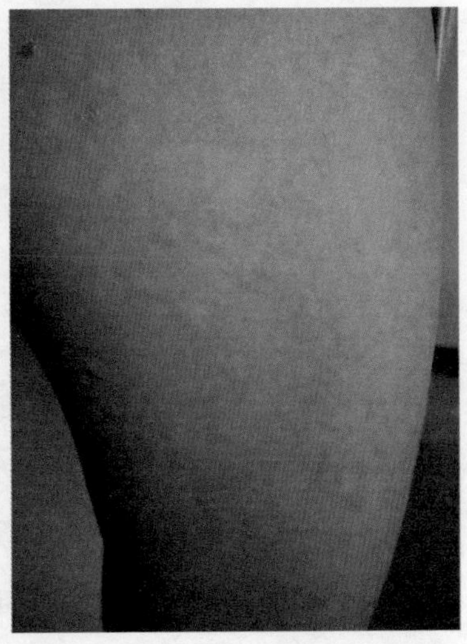

图 8-44 赵某，治疗后右股外侧皮疹已消退

病例 6：血热夹湿毒

崔某，男，37岁，邯郸市某酒厂职工，2014年11月18日来诊。

患者因全身红斑鳞屑伴瘙痒1年余，曾在当地某医学院附属医院皮肤科治疗1年，诊断银屑病，予口服“阿维A、银屑灵膏、转移因子”等，并肌内注射薄芝注射液，隔日1次，外用“扶严宁、曲氯乳膏”等，治疗有效，但停药后反复。又在某皮肤科诊所服中药汤剂2个月，效果不佳，经同事介绍到我院就诊。查体皮疹可见，头皮、面部、躯干、四肢有散在红色斑疹或斑丘疹，上覆鳞屑，皮疹仍在不断增多。经问诊，患者诉冬季易感冒，有轻度慢性鼻炎，易“上火”，表现为“口干、鼻干结痂”等，有时着急烦躁，脾气急，胃有时怕凉、烧心，饮食尚可，大小便正常。脉弦滑，舌红苔黄略腻或糙。

初诊辨为血热夹湿，宜清热除湿、凉血解毒。处方：石膏、知母、水牛角（单包）、生地黄、牡丹皮、赤芍、地榆、土茯苓、白花蛇舌草、薏苡仁、栀子等，水煎服，每日1剂。上述方剂加减治疗2个月，再无新发皮疹，头皮面部皮疹好转，变薄变淡；膝部有斑丘疹鳞屑，基底已不红，查舌淡苔白腻厚、脉弦滑。中药去石膏、水牛角，加茵陈、茯苓、泽泻，加强利湿作用，治疗4个月皮疹已经完全消退。次年秋季预防随访，皮疹无反复，再次拍照记录（图8–45至图8–54）。

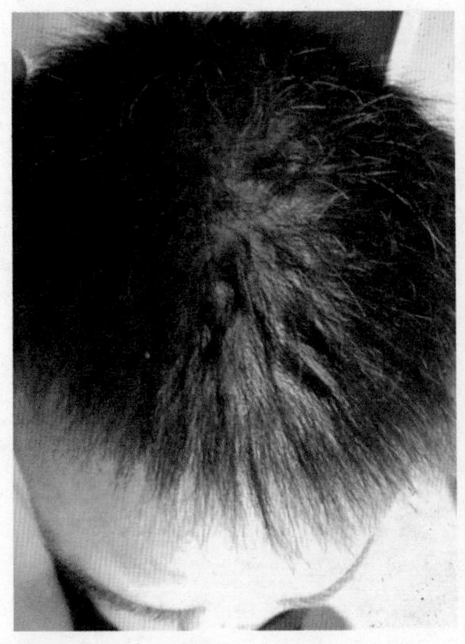

图 8-45 崔某，治疗前，头皮红色斑块鳞屑，毛发呈束状

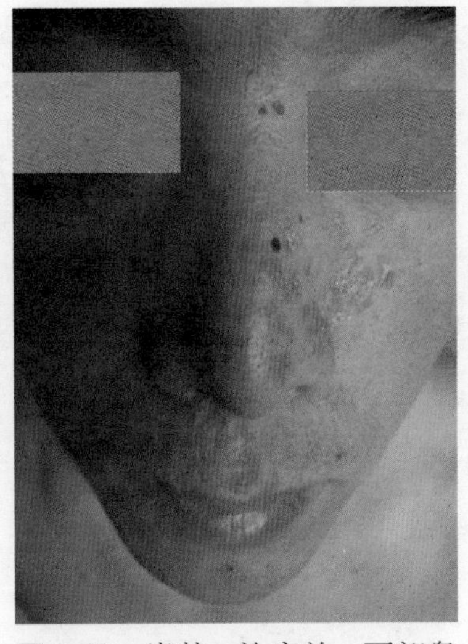

图 8-46 崔某，治疗前，面部鼻及鼻周红色斑片，鳞屑不多

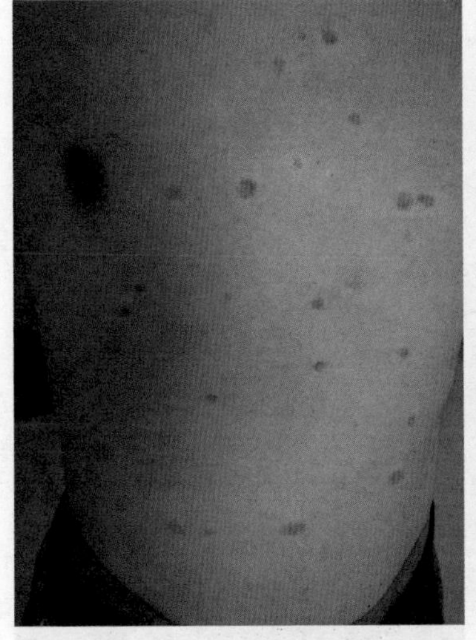

图 8-47 崔某，治疗前，胸部散在的红色小斑丘疹，正处于进展期，皮疹在不断增多

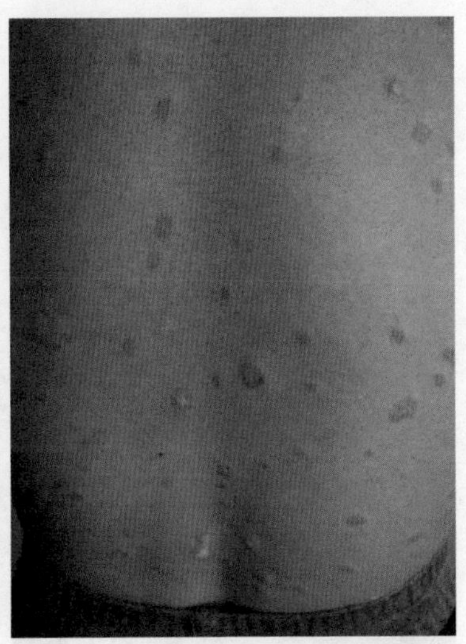

图 8-48 崔某，治疗前，背部腰部皮疹，呈红色小斑丘疹，散在分布

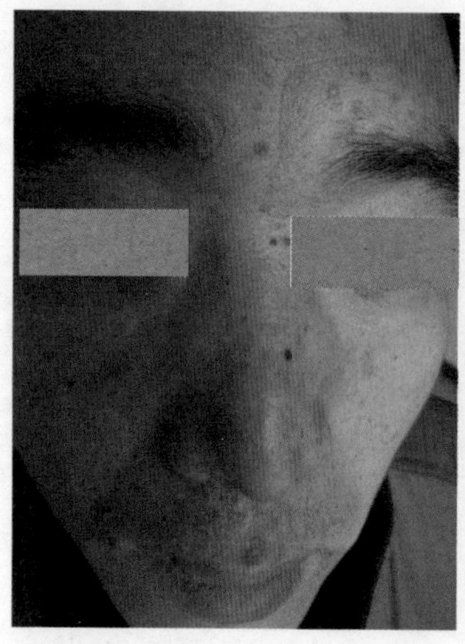

图 8-49　崔某，治疗中，面部皮疹明显消退

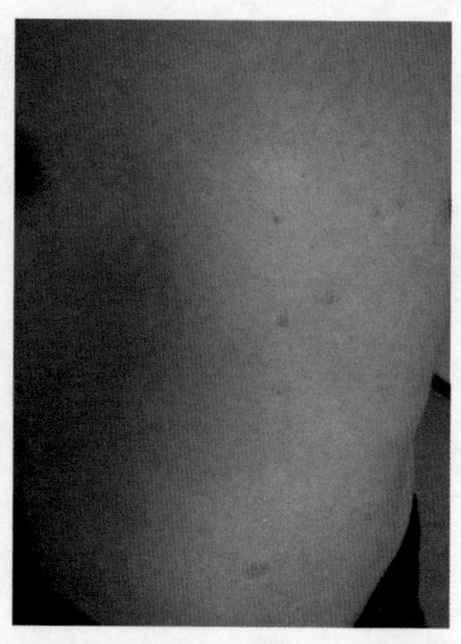

图 8-50　崔某，治疗中，胸部皮疹颜色变淡，鳞屑减少，已明显好转

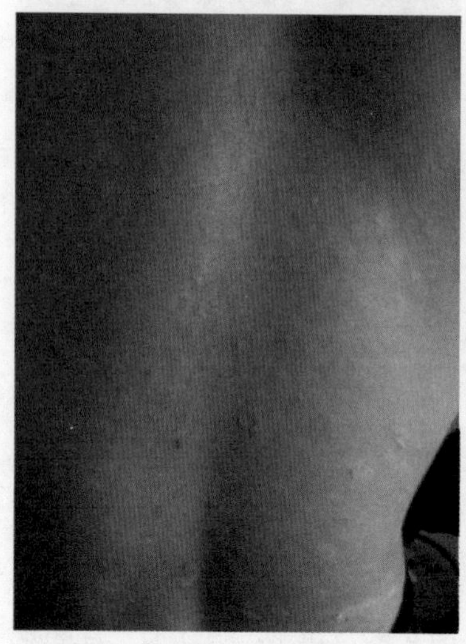

图 8-51　崔某，治疗中，背部皮疹大部分已经消退

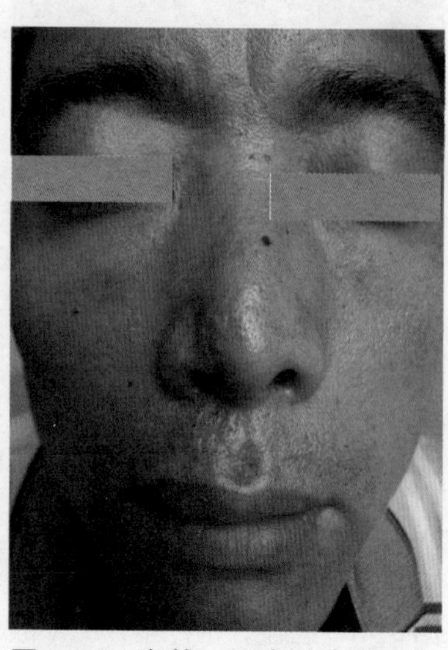

图 8-52　崔某，治疗结束后半年秋季预防时拍照，面部未见皮疹

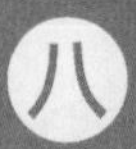

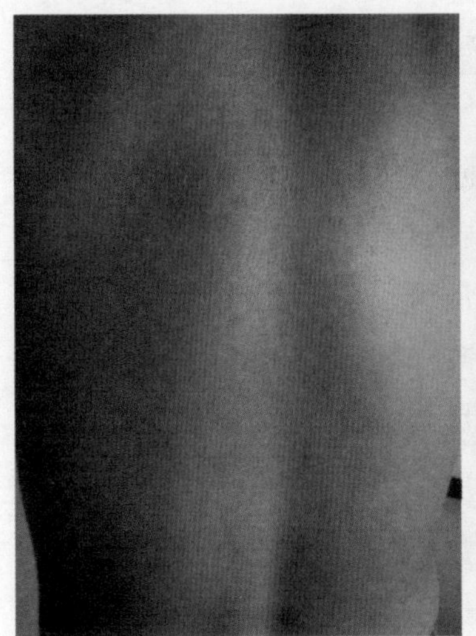

图8-53　崔某，治疗结束后半年，秋季预防时拍照，背部未见皮疹

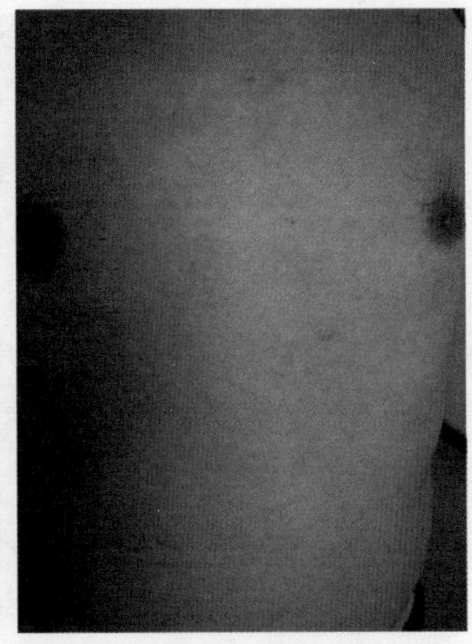

图8-54　崔某，治疗结束后半年，秋季预防时拍照，胸部未见皮疹

病例 7：阳明太阴合病，津液已伤

龚某，男，58岁，河北邯郸市人，2015年12月3日来诊。全身鳞屑性红斑3年余。曾于当地某医学院附属医院、北京大学第三医院治疗，诊断均为寻常型银屑病。具体治疗用药不详，效果欠佳，后来患者自行涂药膏治疗，双小腿长期外用“氟轻松、皮康王、恩肤霜”等药物。患糖尿病10年，目前每日注射胰岛素40单位。右侧股骨头坏死先兆。皮疹以四肢为重，表现为大片红斑、鳞屑，瘙痒剧烈。躯干有少数红色斑片，鳞屑不多。双小腿皮疹更为严重，表现为大面积鲜红色斑片，鳞屑不多，有抓痕，表皮有萎缩，当时考虑为长期外用激素类药膏导致的激素依赖性皮炎、皮肤萎缩，当即嘱患者停止外用药、减少洗浴。

患者另诉，素日畏寒，口干口渴，喜热饮；进食冷物后易腹泻，每日夜尿3~4次，有时足心发热；裂纹舌，舌红苔少苔白糙；脉滑数稍弦。六经辨证为阳明太阴合病，津液已伤。给予竹叶石膏汤加减，

服药20剂后，躯干有新出粟粒大小红丘疹，有时流鼻血。病人看病情有所加重，想放弃治疗，但我们考虑是毒邪外出之势，做好患者思想工作，说服其继续服药。但观察小腿的皮疹颜色已变暗，患者诉瘙痒剧烈、难以忍受。我们强调外用激素对本病长期缓解不利，仍坚持要求患者不要用外用药，但可以外用保湿剂（橄榄油、尿素乳膏等）。

服药40剂时，诉瘙痒减轻，流鼻血减轻，基本不再有新出皮疹，皮疹颜色变淡，鳞屑减少。口干口渴减轻，舌红苔白

腻，苔部分剥落。脉滑数。另外患者诉血糖较服药前降低。

继续服药，病情就越来越有好转。治疗3个月时，全身皮疹全部消退（以小腿皮疹照片为例，其余部位的照片略，图8-55至图8-58）。

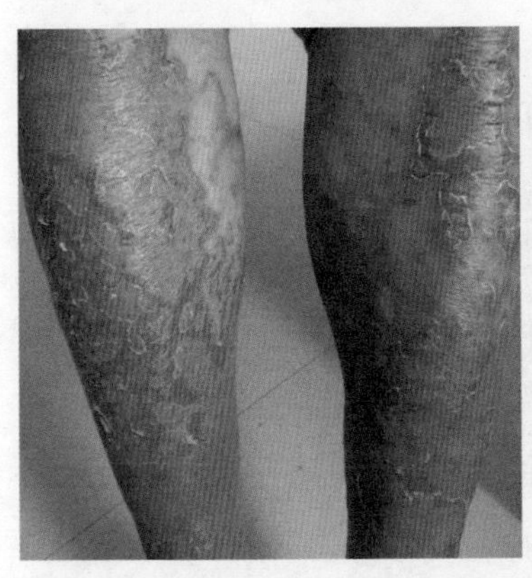

图 8-55 龚某，治疗前，小腿鲜红色斑片，鳞屑不多，皮肤变得菲薄，瘙痒剧烈，有抓痕，考虑与长期外用激素类制剂有关

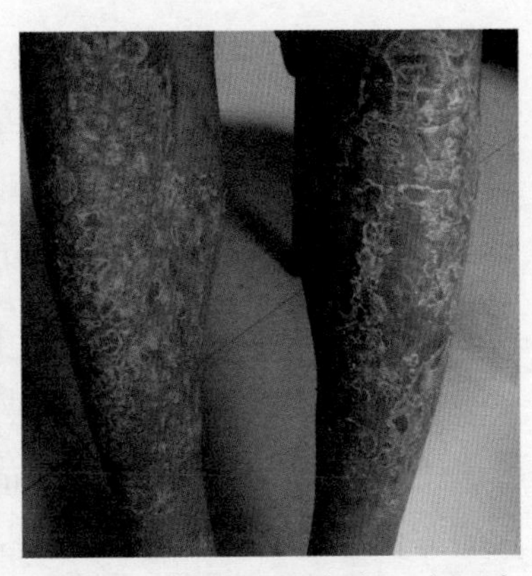

图 8-56 龚某，治疗中，小腿皮疹颜色变暗，基底仍暗红，上有鳞屑或痂皮

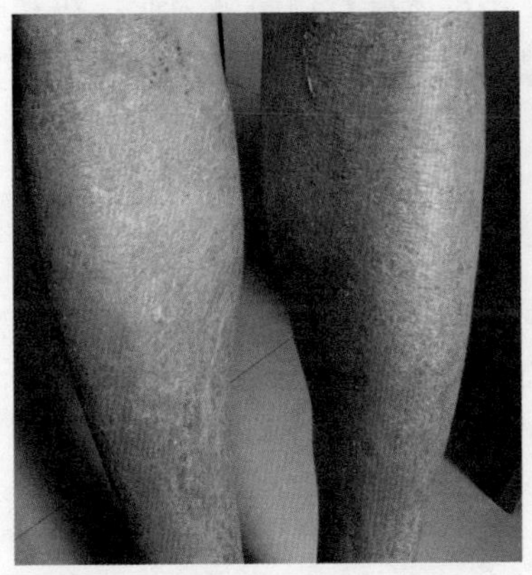

图 8-57 龚某，治疗1个月时，皮疹已经变淡，红斑鳞屑明显减轻，未见抓痕

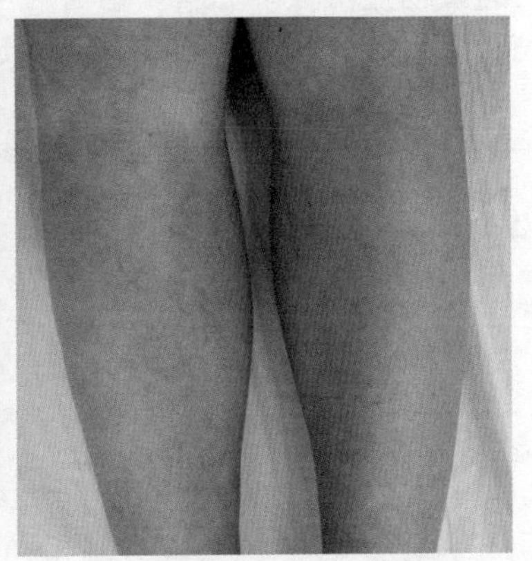

图 8-58 龚某，治疗3个月结束时，皮疹已经消退，恢复正常皮肤

病例 8：脾虚，湿热蕴肤

侯某，男，49岁，河北邯郸县建筑工人，全身红斑鳞屑3年，加重10余天来诊。3年前无明显诱因头皮鳞屑增多、轻度瘙痒，后头皮上出现红色丘疹，逐渐泛发全身。曾就诊多家医院，诊断是银屑病。口服“复方青黛丸、消银颗粒、百癣夏塔热片等”，外用“黄皮肤”等药，也曾采用耳背静脉放血疗法每5天1次，连续治疗半年，效果均欠佳，皮疹时轻时重。患者为农民，体壮实、身体无明显不适，解大便每日2~3次，不成形；舌淡胖尖略红苔厚腻。脉偏弦。

辨为脾虚、湿热蕴肤证，治宜健脾、除湿，清热；处以除湿胃苓汤加减，药用苍术、炒白术、陈皮、厚朴、炒枳壳、茯苓、泽泻、车前草、薏苡仁、砂仁、土茯苓、黄柏、牡丹皮、丹参等，没有用外用药。治疗20天即见效，皮疹无新发，原来的皮疹颜色逐渐变暗、鳞屑减少，舌淡胖苔白腻更明显，处方仍以健脾除湿为主，兼以理气清热，治疗2个月，皮疹基本消退。次年秋季预防时来诊，皮疹无复发（图8–59至图8–68）。

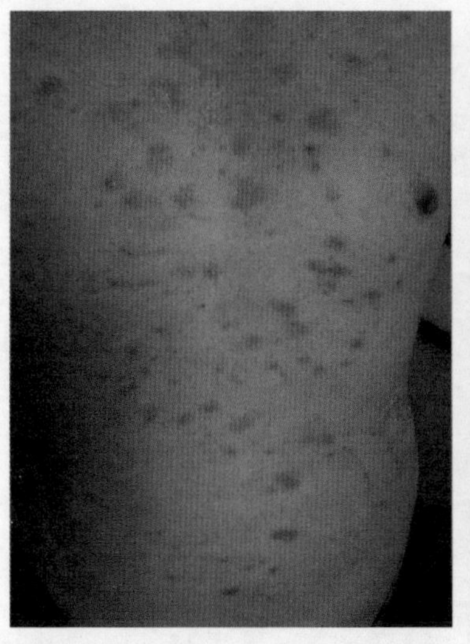

图 8-59 侯某，治疗前，胸腹部红色斑丘疹或斑疹，有少许鳞屑

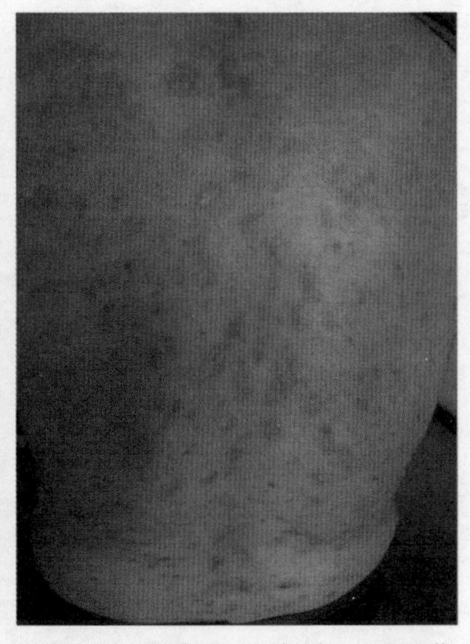

图 8-60 侯某，治疗前，显示背部的皮疹

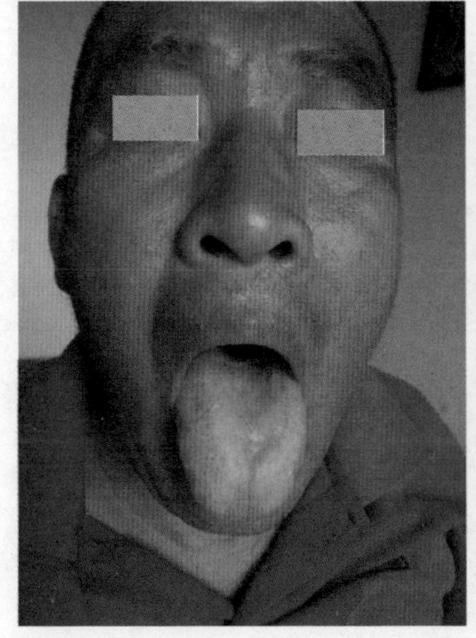

图 8-61 侯某，治疗前舌象，眉部也可以见到皮疹

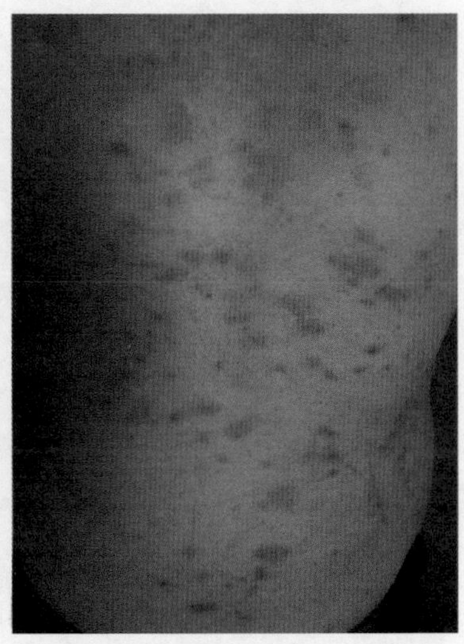

图 8-62 侯某，治疗中，胸部皮疹变淡、变薄，鳞屑减少

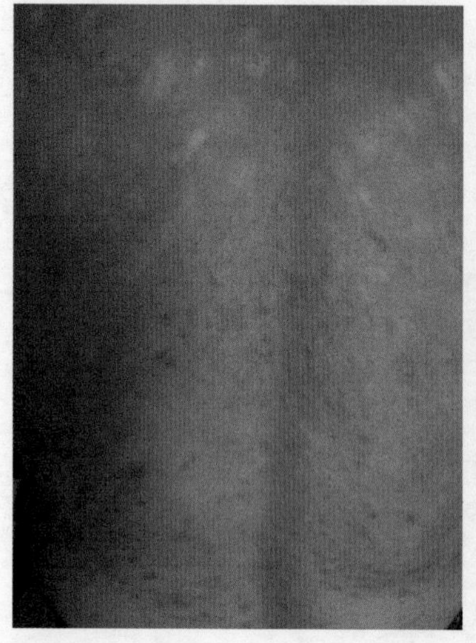

图 8-63 侯某，治疗中，背部皮疹也在好转

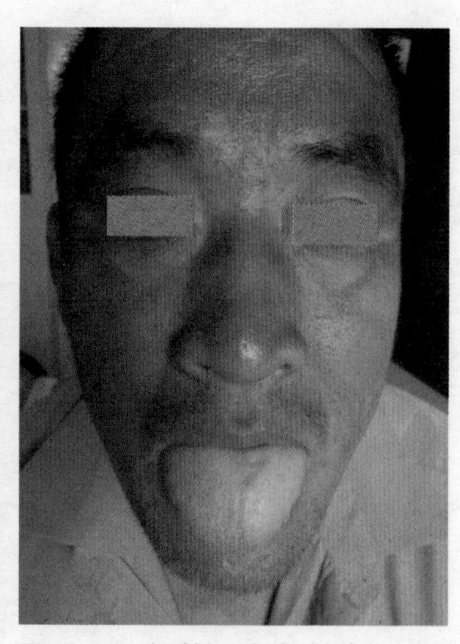

图 8-64 侯某，治疗中舌象，眉毛处的皮疹已经消退

图 8-65 侯某，治疗后，胸部皮疹已经消退

图 8-66 侯某，治疗后，背部皮疹已经消退，留有轻度的色素减退斑

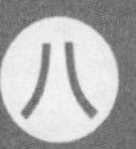

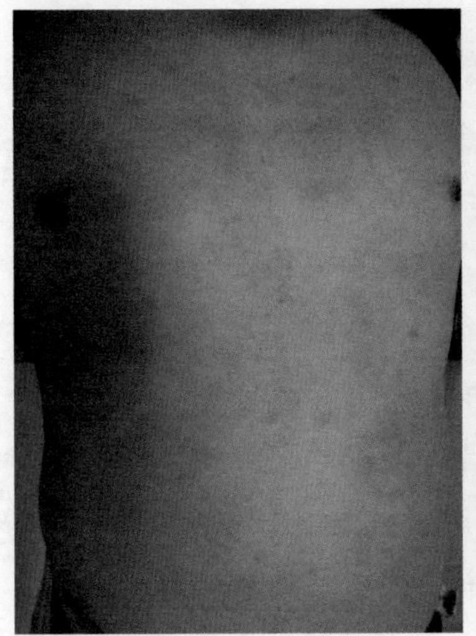

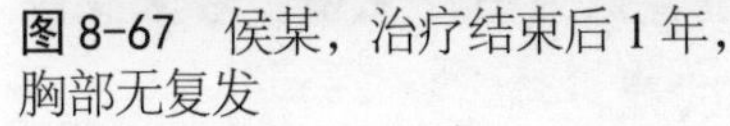

图 8-67　侯某，治疗结束后 1 年，胸部无复发

图 8-68　侯某，治疗结束后 1 年，背部未复发

病例 9：阳虚水湿不化，郁于肌表

李某，男，23岁，全身反复发作鳞屑性红斑10年余。患者10年前因感冒发热而诱发本病发作，当时肌内注射“曲安奈德注射液”，每7~10天1次，连续用半年，皮疹能控制，后因不良反应明显，有肥胖、满月脸、多毛等表现而停用该药。后又于多家医院或诊所就诊，用过多种药物治疗，中药汤剂、不知名也不知成分的胶囊，在某医院连续口服甲氨蝶呤1年余（每周10~15mg），有效，但发作反复。自诉冬重夏轻，感冒后易加重。目前在自行口服“阿维A”已1个月余，每日30mg。患者精神负担特别重，认为治疗无望，今来我院就诊，是抱着最后一线希望，试试看。

本例患者诊断为银屑病。皮疹为红斑鳞屑，基底红或暗红，鳞屑不厚。皮疹泛发全身，皮疹面积占体表面积的70%；遇冷瘙痒加重。患者素日畏寒、无口干口渴，喜热饮，咽不利，不咳嗽但有痰，活动出汗少，大便每日1~2次，小便夜间1~2次，小便清长，舌淡胖苔薄齿痕明显，脉浮有力，重按弱。

辨为阳虚水湿不化、郁于肌表化热化毒。这种类型临床较少，银屑病一般中医辨证为血热、血瘀、血燥等证型，但本患者过去治疗非常复杂，可能导致本病顽固难治，并失去了银屑病原来的“发作-高峰-平台-好转-消退”等自然规律，因为患者畏寒肢冷、夜尿多、舌淡胖齿痕明显，脉沉弱无力，总体体质为阳虚水湿较重，而皮疹表现为一种热象，“皮疹红、有新发皮疹”，说明肌表有郁热，可能与过去大量用药，特别是过用清热凉血类中药有关。所以，治疗宜温阳利水，兼以清

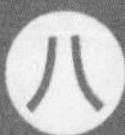

热除湿解毒。

我们选方用真武汤加麻黄附子细辛汤加减，加土茯苓、紫草、白花蛇舌草等，治疗1个月，效果明显，皮疹变淡、变平，鳞屑明显减少，瘙痒减轻，患者的信心大增，同时患者自诉畏寒减轻，精神状态及体力均较前有好转。后期皮疹颜色变淡后，加黄芪补气。治疗4个月，皮疹完全消退而完美收官。患者及家属感激不尽。

本患者病例说明，临床医生要善于辨证，坚持实事求是，把握线索和证据，力求标本兼治，不要被传统教科书的疾病分型所影响，不要被皮肤病的表象所误导。同时，坚持中医辨证用药思路，即使有些顽固的皮肤病，只要辨证准确，用药贴切，亦可治愈。对此，临床医生和患者都要有信心（图8–69至图8–73）。

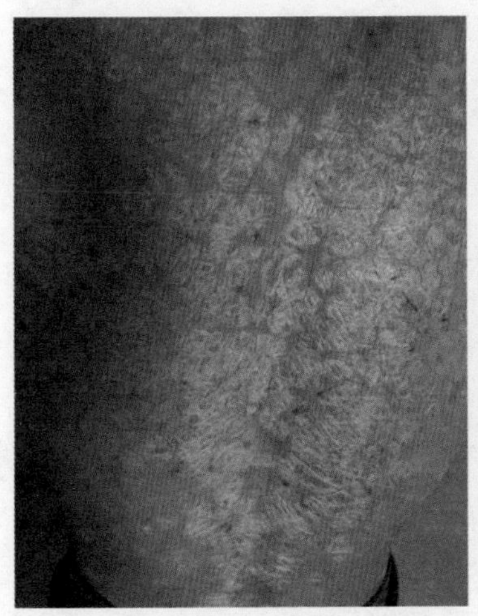

图 8–69 李某，治疗前背部大面积的红斑鳞屑皮损，其他部位如面部、胸部、四肢也是类似皮损

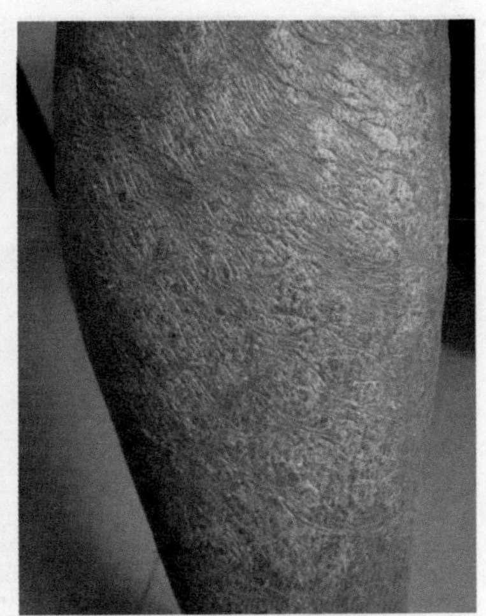

图 8–70 李某，治疗前，小腿大面积的红斑鳞屑损害

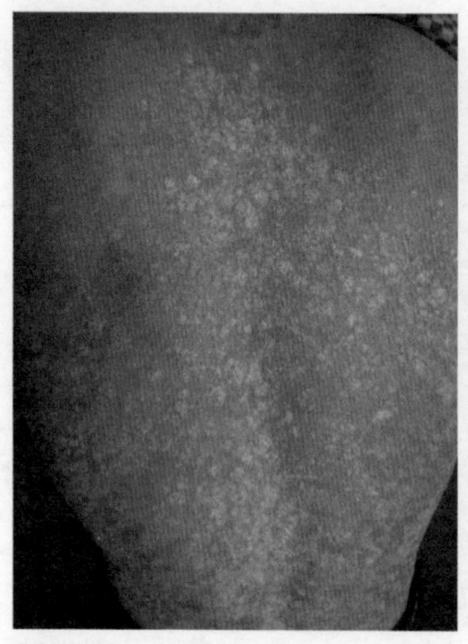

图 8-71 李某，治疗 1 个月时，皮疹明显好转，变薄变淡，鳞屑减少

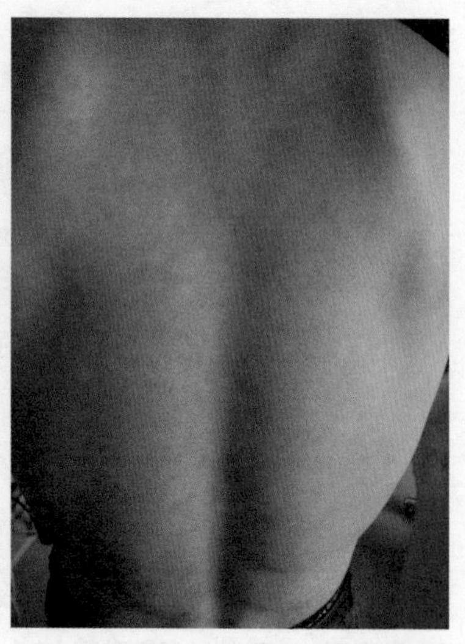

图 8-72 李某，治疗后背部皮疹已经消退

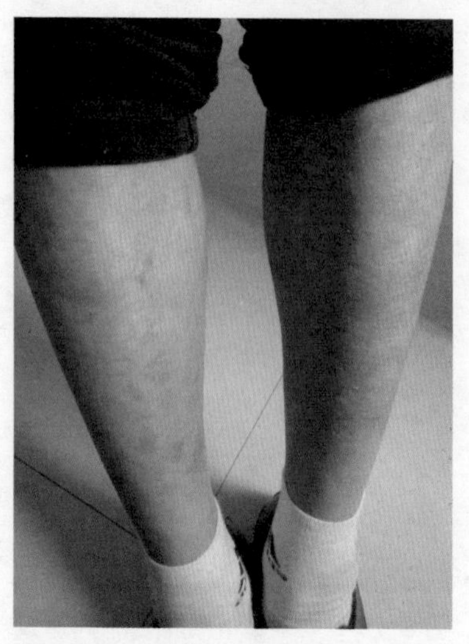

图 8-73 李某，治疗后，小腿的皮疹已经完全消退

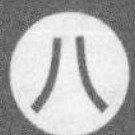

病例10：血热夹湿

王某，男，45岁，邯郸曲周人。因头皮红斑鳞屑伴瘙痒1年，在当地县中医院诊断为银屑病，外用药不详，效果好，用药3天皮疹明显减轻，用药10天皮疹即消失，但不能停药，停药即反复。后患者用他人"祖传秘方"（醋配制的中药水）涂皮损，涂药后第2天后开始逐渐加重，局部红肿明显，瘙痒加重，遇热痒更甚，后泛发全身，颈部、躯干、四肢均出现红色丘疹、逐渐形成斑块，表面出现鳞屑。停用"祖传秘方"药1个月余，皮疹仍无好转，经人介绍到我院治疗。

根据皮疹特点诊断银屑病，考虑此次皮疹泛发全身可能与外用药刺激有关。现皮疹表现为头面部、躯干、四肢暗红色丘疹或斑块，上覆鳞屑较厚，皮疹大小不一。同时患者有口干渴，喜饮冷，余饮食、二便均正常。脉弦滑，舌淡红苔略腻。

辨为血热夹湿，治以清热解毒、凉血除湿，中药用石膏、知母、生地黄、牡丹皮、赤芍、紫草、栀子、土茯苓、泽泻等，汤剂煎服，每日1剂，纯中药内服治疗，没有用口服西药或外用药。治疗28天，皮疹颜色变淡、中央变薄有明显消退，瘙痒明显减轻。效不更方，连续服药2个月，皮疹消退。治愈后又巩固20天（图8–74至图8–82）。

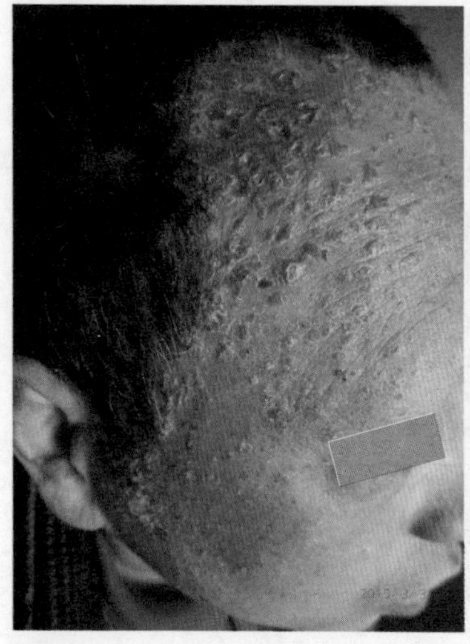

图 8-74　王某，治疗前，头面部暗红色斑片或斑丘疹，上覆鳞屑或痂皮

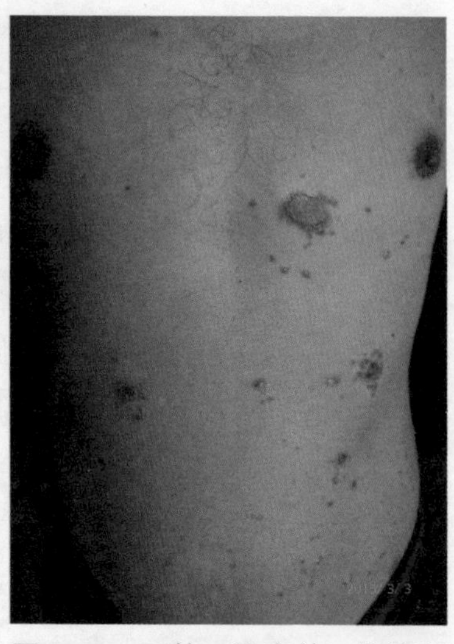

图 8-75　王某，治疗前，胸腹部暗红色丘疹或斑丘疹，上覆鳞屑

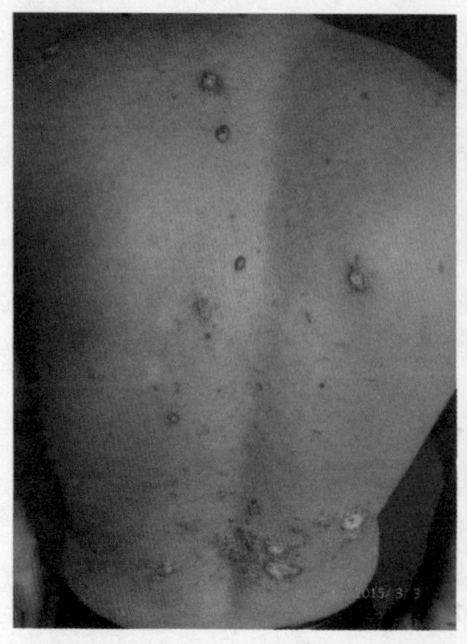

图 8-76　王某，治疗前，背腰部暗红色斑丘疹，上覆鳞屑，部分呈钱币状

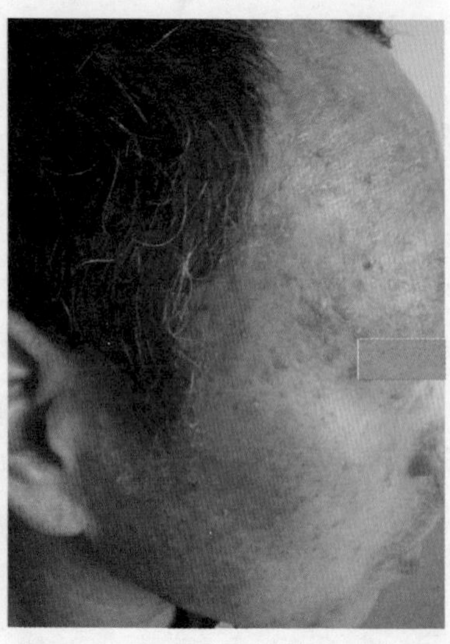

图 8-77　王某，治疗中，头面部皮疹开始消退、变薄

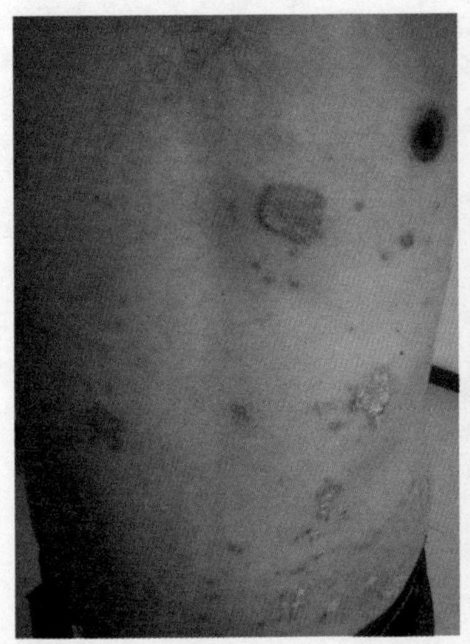

图 8-78　王某，治疗中，胸腹部皮疹开始消退

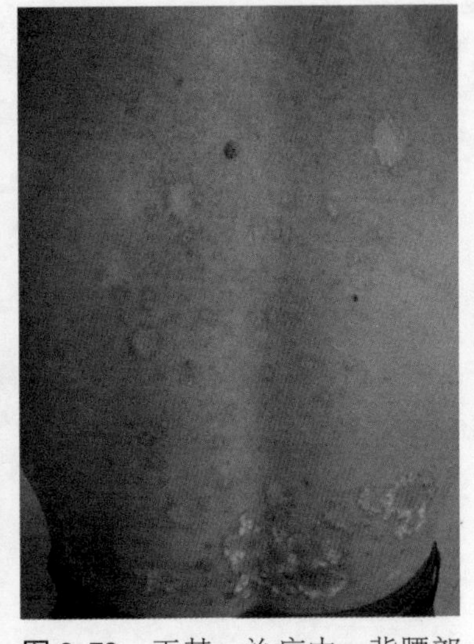

图 8-79　王某，治疗中，背腰部皮疹中央开始消退，变薄变平

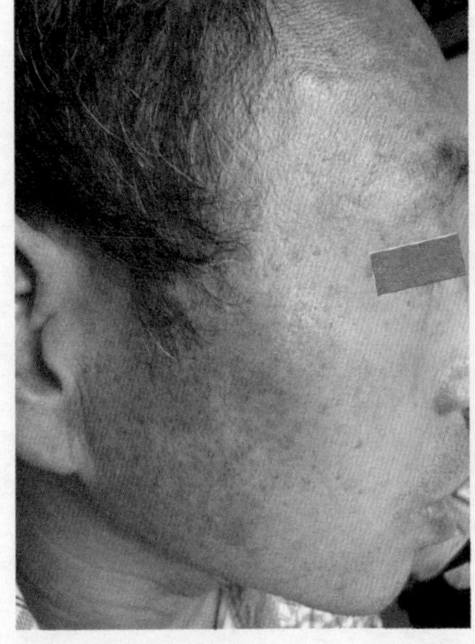

图 8-80　王某，治疗后，头面部皮疹已经消退

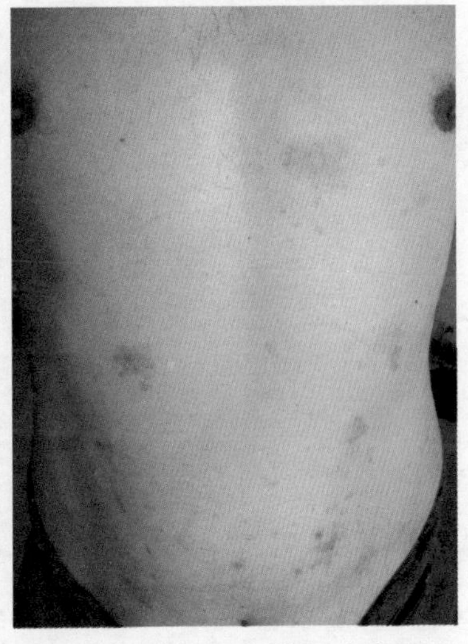

图 8-81　王某，胸腹部皮疹已经消退，留少数色素沉着斑

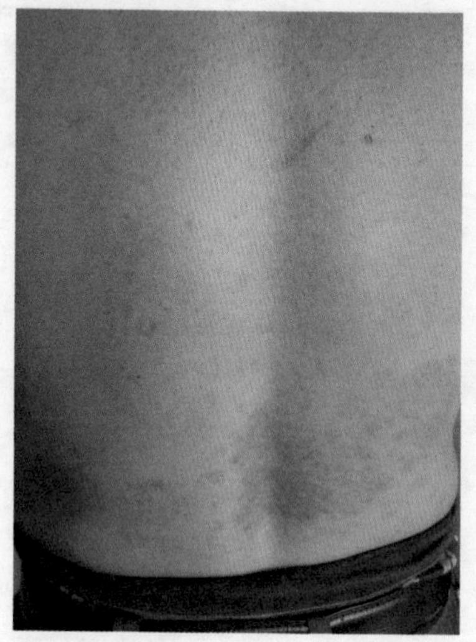

图 8-82 王某，治疗后，腰背部皮疹已经消退

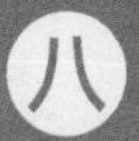

病例 11：肝郁化热，脾虚湿热

马某，男，52岁，河北邯郸县农民，双手、肘部伸侧红色肥厚斑块，有时痒、有时皲裂7年来诊。曾到多处就诊治疗，均诊断银屑病，但外用药、口服药（具体用药不详）均效果不明显。经与患者详细沟通，详细询问其发病原因、诱因，患者才逐渐透露：因为孩子分家、家庭成员闹矛盾，患者情绪不好、时常失眠、偏头痛、耳鸣，平时易着急、脾气不好。饮食、二便尚正常。裂纹舌，舌质偏红，苔中根部白腻，舌右半部分苔剥落。脉弦有力。

根据舌脉、临床表现，辨患者为肝郁化热、脾虚湿热，处方以丹栀逍遥散加减，中药有牡丹皮、栀子、柴胡、当归、白芍、苍术、茯苓、紫草、槐米、连翘、生薏苡仁等，因经济情况较差，采用中药散剂治疗，就是用中药粉碎成散剂，煮散服用。每次10g，每日2次。服药后偶有胃胀满，余无不适，患者坚持治疗3个月，也获得了较好的效果（图8-83至图8-87）。

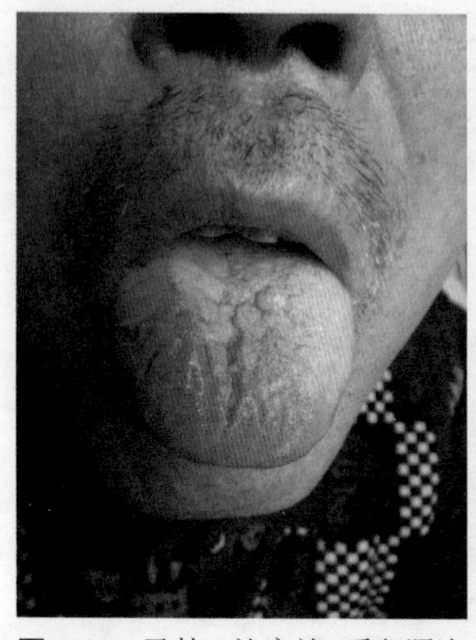

图 8-83 马某，治疗前，舌象照片

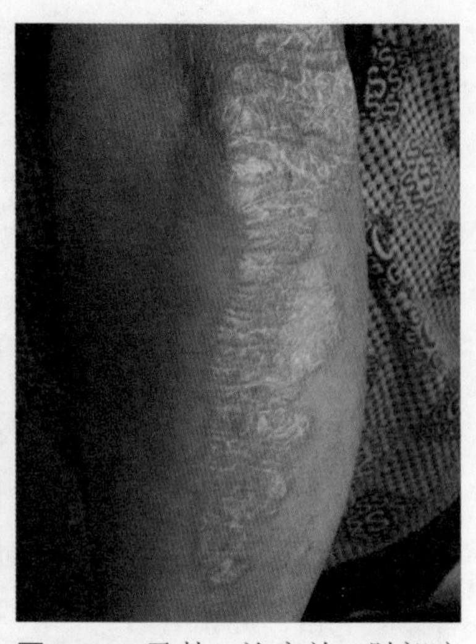

图 8-84 马某，治疗前，肘部暗红色斑块鳞屑，边界清楚

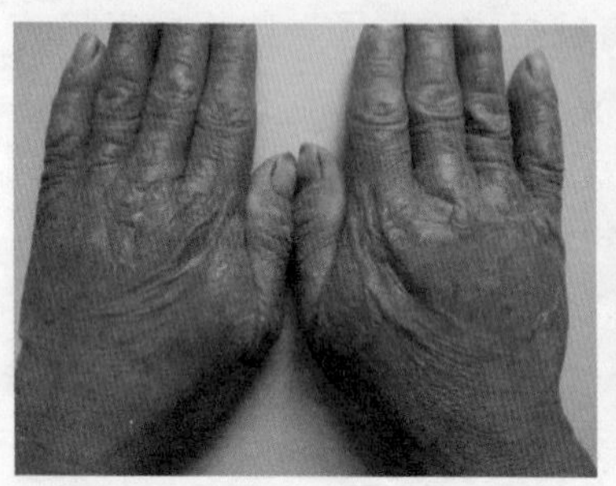

图 8-85 马某，治疗前，双手背对称性暗红色肥厚角化斑块皲裂脱屑，皮疹边界清楚

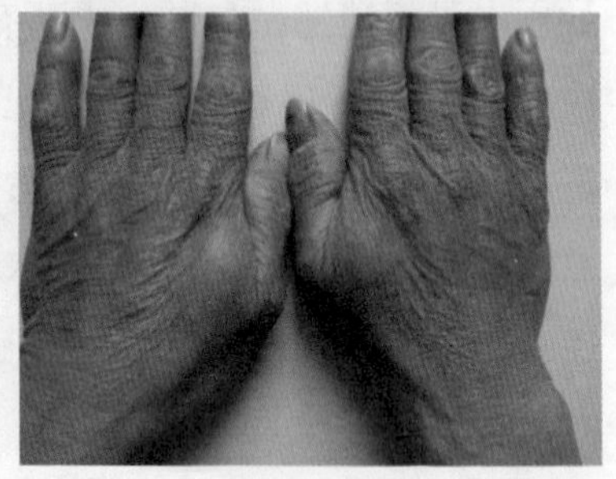

图 8-86 马某，治疗后，手背的皮疹已经消退，基本恢复正常皮肤

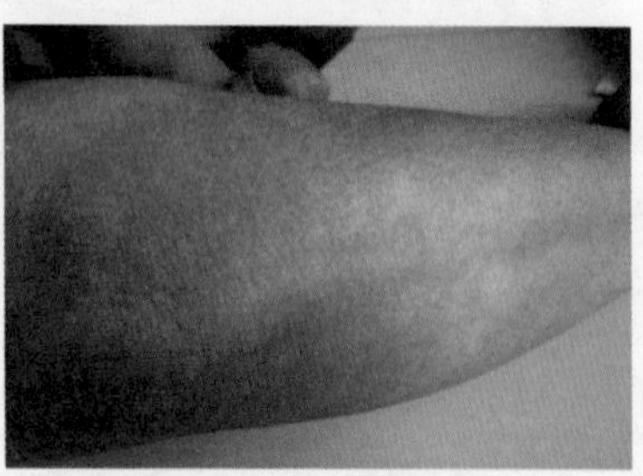

图 8-87 马某，治疗后，肘部皮疹已经消退